广州市科学技术协会
广州市南山自然科学学术交流基金会 ｜ 资助出版
广州市合力科普基金会

科学伴"糖" 健康生活

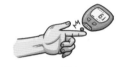

——糖尿病防控心语

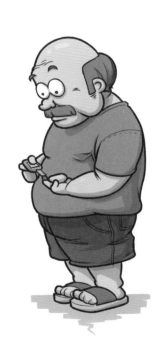

主　编　邹宇华　郑文丰

副主编　肖苑云　罗　芳　曹　静

编　者　（以姓氏笔画为序）

　　　　于宝柱　何婉聪　余庆龙　陈　垦　陈晓瑜
　　　　袁茂华　郭奕斌　谢婉玲　戴丽萍

插　图　李山宁

人民卫生出版社

图书在版编目（CIP）数据

科学伴"糖" 健康生活：糖尿病防控心语 / 邹宇华，郑文丰主编. — 北京：人民卫生出版社，2020
　ISBN 978-7-117-29959-6

　Ⅰ.①科… Ⅱ.①邹… ②郑… Ⅲ.①糖尿病－防治 Ⅳ.①R587.1

中国版本图书馆 CIP 数据核字（2020）第 068269 号

人卫智网	www.ipmph.com	医学教育、学术、考试、健康，购书智慧智能综合服务平台
人卫官网	www.pmph.com	人卫官方资讯发布平台

科学伴"糖" 健康生活——糖尿病防控心语

主　　编：邹宇华　郑文丰
出版发行：人民卫生出版社（中继线 010-59780011）
地　　址：北京市朝阳区潘家园南里 19 号
邮　　编：100021
E - mail：pmph @ pmph.com
购书热线：010-59787592　010-59787584　010-65264830
印　　刷：北京铭成印刷有限公司
经　　销：新华书店
开　　本：710×1000　1/16　印张：8
字　　数：135 千字
版　　次：2020 年 6 月第 1 版　2020 年 6 月第 1 版第 1 次印刷
标准书号：ISBN 978-7-117-29959-6
定　　价：49.00 元
打击盗版举报电话：010-59787491　E-mail：WQ @ pmph.com
质量问题联系电话：010-59787234　E-mail：zhiliang @ pmph.com

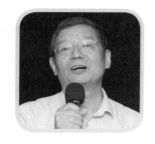

邹宇华，广东药科大学教授，荣获全国优秀科技工作者、中国管理学杰出贡献奖、广东省师德标兵、广东省优秀共产党员、南粤优秀教师、广东省基层卫生岗位练兵和技能竞赛特别贡献奖等荣誉称号。现任中国社区卫生协会理事、中华预防医学会社会医学分会常委、当代中医药发展研究中心基层中医药工作委员会副主任委员、广东省社区卫生学会副会长、广东省社会医学研究会副会长、全国亿万农民健康促进行动广东省专家、广东省科普讲师团讲师、广东省健康科普专家、广东省药品监督管理局安安网科普首席顾问、广州市人民政府重大行政决策论证专家等职。先后主持课题 80 多项，发表论文 200 多篇，科普、人文作品 100 多篇，编写教材和著作 50 多部，获成果及奖项 80 多个，媒体采访报道近 200 次。主要著作有：《心态决定健康》《我运动我健康我快乐》《社区健康教育技能》《社区卫生服务组织文化》《社会医学》《死亡教育》《社区卫生服务管理学》《如何预防和矫正儿童不良行为》《阳光心态 给身体正能量》等。

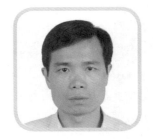

郑文丰，高级工程师，曾负责科普资源开发、科普信息化应用、科普宣传教育等服务工作。先后主持省级以上科技项目 10 多项，发表论文 10 多篇，策划主编科普挂图 120 多部，主编、参编科普图书 28 部。先后被广东省人社厅、广东省科协授予"广东省科协系统先进工作者"称号，被中国科协信息中心授予"中国公众科技网科普资源共建"突出贡献奖，被中国人社部、中国科协授予"全国科协系统先进工作者"称号，被中央组织部、中央宣传部、发展改革委、教育部、科技部、财政部、人力资源社会保障部、农业部、中国科协授予《全民科学素质行动计划纲要》实施工作先进个人荣誉称号。

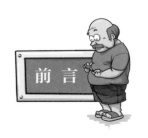

如果要在"五味"当中选择一种最喜爱的味道,"甜"肯定是大多数人的首选,甜让舌尖愉悦,让心情放松,并创造一种浪漫美妙的氛围,意味着人们对美好生活的向往。但是,过度的"甜"却是生命不能承受之重。随着社会经济的发展,生活水平的不断提高,糖尿病的患病率节节攀升,当前中国糖尿病患者已达 1.164 亿,约占全球糖尿病患者的三分之一,并且患者人数还在不断增长。与此同时,我国因糖尿病造成的每千人伤残调整寿命年(DALY)损失为 19.12 人年,其中 45 ~ 60 岁人群最高。然而,我国糖尿病的治疗率仅为 25.8%,患者血糖达标率仅为 15.8%。

糖尿病是由于胰岛素分泌和 / 或作用缺陷引起的以血糖增高为特征的代谢病,易伴随多种并发症。据统计,并发症的医疗及处理支出占到了全部糖尿病相关治疗费用的 95% 以上,给社会、家庭造成巨大的经济负担。在 2 型糖尿病患者中,约 32% 的患者有视网膜病变,约 30% 的患者合并肾病,此外,合并周围血管病变、周围神经病变和冠心病的患者也很常见。一旦确诊为糖尿病,必须严格控制血糖,血糖达标是预防糖尿病并发症的关键因素,血糖越早达标获益也越多。研究显示,糖化血红蛋白(HbA1c)每下降 1%,因周围血管病变导致截肢而死亡的风险下降 43%;微血管并发症,如肾脏病变和失明等风险下降 37%;糖尿病相关死亡风险、心肌梗死和卒中风险都有明显下降。

在我国,血糖不达标的患者通常存在以下几种情况:有些刚确诊为糖尿病的患者,首先会选择靠运动、节食等生活方式的改变来降糖,当血糖依然无法达标而需要药物治疗降糖时,很多患者依然坚持不服药。长此以往,不仅可能会营养不良,还有可能导致其他并发症,治疗起来更复杂;还有些已经在服用降糖药物,尤其是糖尿病早期患者,如果血糖检测时发现虽然血糖没达标,但也不是太高,就对此并不在意,更不会去调整治疗方案。其实,长期血糖不达标也可能会导致并发症的发生。临床上有些糖尿病患者直到视力模糊,并发症已经出来了才开始着急寻求治疗用药或者调整治疗方案,此时的效果可想而知。

对于糖尿病，目前尚无根治的方法。但因不良生活方式引起的多是 2 型糖尿病，这是可防可控的。我们可以通过多种手段来控制糖尿病，主要包括 5 个方面：

第一，健康教育。要让糖尿病患者明白"最好的医生是自己"，健康应掌握在自己手中。通过改变不良行为和生活方式，提高生活质量，最大限度地缓解病情，预防并发症的发生。要树立战胜疾病的信心，做到"与病为友"，和睦相处。

第二，自我监测血糖。一是随时了解自己生活和工作中的血糖波动水平，评估自己血糖控制的优劣，预防发生并发症；二是以血糖为尺度，随时掌握自己饮食、运动和药物的控制情况，并根据血糖水平积极调整治疗方案。

第三，饮食治疗。在诱发糖尿病的诸多因素中，不合理的饮食结构是主要根源，可以说，在一定程度上糖尿病是一种"吃"出来的疾病。中医也很早就认识到了饮食和糖尿病的重要关系，认为饮食不节是重要的致病因素，因此把消渴归为一种"富贵病"。

第四，运动治疗。运动治疗是与药物治疗、饮食治疗并重，且又相互配合的必须措施，尤其对于 2 型糖尿病患者的综合管理具有重要作用。要在医生的评估和指导下，选择简单、方便、不需要特殊设备和大投入，有利于长期坚持的项目。

第五，药物治疗。合理用药是治疗的关键，也是控制糖尿病的主要手段。药物治疗包括口服降糖药物和胰岛素治疗。由于糖尿病患者并不具备专业医学知识，病情又千差万别，所以必须谨遵医嘱用药。

随着现代医学的发展和检测手段的进步，直到出现典型"三多一少"症状才被查出来的患者大幅减少。因为通过常规体检，通常在无症状期或有血糖异常时，患者就可被确诊。如果能尽早介入治疗，控制血糖，延缓糖尿病并发症的发生或发展，就可将糖尿病造成的危害降低到最低限度。本书旨在介绍糖尿病的基本知识和技能，让更多人了解糖尿病发生和发展的过程，懂得如何预防；让糖友们掌握如何自我管理的方法，树立战胜疾病的信心，科学地伴"糖"生活，过好"甜蜜"人生。

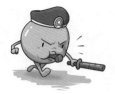

邹宇华

2020 年 1 月

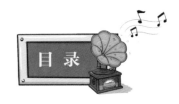

目 录

第一篇 糖尿病的基本知识

第二篇 糖尿病的病因

第三篇　糖尿病的诊断

第四篇　糖尿病的治疗

第五篇 糖尿病的并发症

第六篇 糖尿病的日常护理

第七篇　糖尿病患者的饮食调养

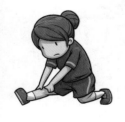

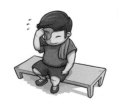

第八篇 糖尿病患者的运动调养

第九篇 糖尿病患者的日常生活调养

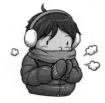

第十篇 ## 糖尿病患者的健康管理

 第十一篇 ## 糖尿病的预防

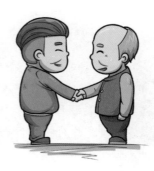

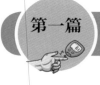

第一篇　糖尿病的基本知识

社区卫生服务中心全科诊室里，一向很忙的某公司王主任（42岁，身高170cm，体重80kg）正跟陈医生述说着自己最近的苦恼："陈医生，我最近一个月总觉得口渴，每天喝很多水，而且尿也多。吃的也比之前多，但是体重还是下降了七八斤，偶尔还有手脚麻痹，拿了家里老妈的血糖仪检测，今早空腹血糖8.1mmol/L，就赶紧过来找您看看。"社区的陈医生对王主任的家庭很了解，就说："王主任，你家里有糖尿病遗传史，你空腹血糖有点高，还有典型的'三多一少'症状，这有可能是糖尿病，还是继续检查下餐后血糖、糖化血红蛋白（HbA1c）、微量蛋白尿（MAU）以及C-肽，看看是什么问题吧。"之后，陈医生又和王主任聊起了他近来在社区开展糖尿病科普的情况。

1. 食物主要有哪些成分

碳水化合物、脂肪、蛋白质、水、维生素、矿物质及膳食纤维。

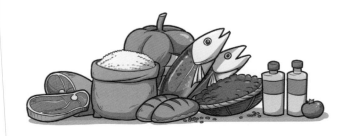

碳水化合物又叫糖类，包括单糖、双糖和多糖。"只要不吃主食，血糖就不会升高"这是很多人的误解。其实，碳水化合物只是比蛋白质和脂肪更容易引起血糖升高，并不表示蛋白质和脂肪不会导致血糖升高。所以可以选择各种碳水化合物类食物，但分量不要太多。

脂肪是产生热量最高的食物。按其来源不同可分为动物和植物脂肪。按其分子饱和的程度又可分为饱和脂肪酸、不饱和脂肪酸和多不饱和脂肪酸。我们在家可用带刻度透明小量杯取 10ml 油或者用普通汤匙装一勺油做一道菜，每人每日的用油量不超过 25ml 或 2.5 勺。

蛋白质是由多个氨基酸组成的有机化合物，是人体一切细胞、组织的重要组成成分。人体内蛋白质的种类很多，性质、功能各异，但都是由 20 多种氨基酸按不同比例组合而成的，并在体内不断进行代谢与更新。蛋白质摄入后有较好的饱腹感，不容易引起血糖升高，但目前不建议糖尿病患者每日蛋白质的摄入量超过食物总摄入量的 20%，有糖尿病肾病的患者要适当减少蛋白质的摄入。

矿物质又称盐类，包括钾、钠、钙、铁、锌、碘、磷等，以及一些含量很低但又有其重要作用的微量元素。不同食物中所含矿物质的成分和比例不同。

食物中还含一定量的维生素，如维生素 A、B 族维生素、维生素 C、维生素 D、维生素 E、维生素 K 等，不同食物中的维生素含量不一。体内有些维生素（如维生素 D）合成甚少，主要靠食物补充。

2. 什么是血糖

血糖是指血液中的葡萄糖含量。血糖的来源主要是食物摄入的碳水化合物和体内储存的糖原的分解。人体内还有其他糖类，如单糖、双糖、多糖等，它们都可在转化成葡萄糖进入血液之后成为血糖。

血糖在血液中的含量可以透过化学方法来鉴定。例如，测全血、血浆或血清中的葡萄糖含量，每种方式所测得的数值是不同的。正常人的血糖浓度在空腹或餐后都应该保持相对稳定，变动不大。

3. 一天中血糖是怎样变化的

一天中，人体血糖不是一成不变的，一般规律为餐前血糖偏低，而餐后血糖偏高。但正常人的血糖，无论是空腹时还是餐后，都应保持在一定的范围内，也就是说，变化的幅度不大。

正常人血糖的产生和利用处于动态平衡之中，维持在相对稳定的水平，这是由于血糖的来源和去路大致相同。具体地说，血糖的来源包括：①由食物（包括碳水化合物等）消化、吸收而来；②由肝脏、肌肉等储存的糖原分解而来；③由脂肪和蛋白质转化而来。血糖的去路包括：①氧化转变为能量；②转化为糖原储存于肝脏、肾脏和肌肉中；③转变为脂肪和蛋白质等其他营养成分加以储存。

人体调节血糖的重要器官包括：①肝脏：通过储存和释放葡萄糖来调节血糖；②神经系统：通过进食，对糖类的摄取、消化、利用和储存来调节血糖，也能通过内分泌系统间接影响血糖；③内分泌系统：分泌多种激素调节血糖。肝脏、神经和内分泌系统共同合作，维持血糖的稳定。

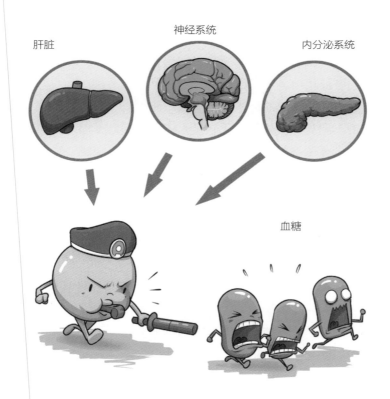

4. 人体内升高和降低血糖的激素有哪些

人体内升高血糖的激素较多，主要有：①胰高血糖素：是胰岛 A 细胞所分泌的；②肾上腺素：是位于肾脏上方的肾上腺内层（髓质）所分泌的；③生长激素：是脑垂体所分泌的；④肾上腺糖皮质激素：是肾上腺外层（皮质）所分泌的。此外，由甲状腺分泌的甲状腺素及胰岛 δ 细胞分泌的生长抑素也有一定的升高血糖作用。人体内具有降糖作用的激素则很少，主要为胰岛素，其他激素（如：生长介素、C- 肽）的降糖作用都很弱。由此可见，人体中升高血糖的激素较多，而降低血糖的激素主要为胰岛素。

5. 什么是胰岛

在我们腹部深处，有一个非常不显眼的小器官——胰腺。胰腺虽小，但作用非凡，它是人体重要的器官之一。胰腺兼有内、外分泌功能，生理作用和病理变化都与生命息息相关。胰腺分为外分泌腺和内分泌腺两部分。

外分泌腺由腺泡和腺管组成，腺泡分泌胰液，腺管是胰液排出的通道。胰液中含有碳酸氢钠、胰蛋白酶原、脂肪酶、淀粉酶等。胰液通过胰腺管排入十二指肠，有消化糖、蛋白质和脂肪的作用。

内分泌腺由大小不同的细胞团——胰岛所组成。胰腺的内分泌功能是由胰岛来完成的。胰岛的重要性在于它是人体内控制血糖动态平衡的中心。每个胰岛都是一个复杂的微器官，由成千个内分泌细胞组成。经典的胰岛内分泌细胞包括：A 细胞、B 细胞、δ 细胞、PP 细胞。A 细胞分泌胰高血糖素，升高血糖；B 细胞分泌胰岛素，降低血糖；δ 细胞分泌生长抑素，以旁分泌的方式抑制 A 细胞、B 细胞的分泌；PP 细胞分泌胰多肽，抑制胃肠运动、胰液分泌和胆囊收缩。

6. 什么是胰岛素

激素调节是维持人体血糖平衡最主要的方式，其中胰岛素对血糖含量的调节最为关键。胰岛素从哪里来？

胰岛素是人体的胰腺 B 细胞分泌的，是体内促进代谢、调节血糖水平的主要激素。其通过调节肝脏、骨骼肌及脂肪组织等三大组织细胞代谢功能，促进糖、脂肪、蛋白质三大营养物质的合成代谢，促进全身组织对糖的摄取、储存和利用，从而使血糖浓度降低，维持血糖水平的恒定。

进食时，人体血液中的葡萄糖水平开始上升，此时胰岛将释放的胰岛素输送入血液中；胰岛素在组织细胞中与相应的受体结合，协助葡萄糖进入细胞。如果我们将细胞比作房子，那么胰岛素便是开锁的钥匙，血液中的葡萄糖正是靠胰岛素这把钥匙打开锁而进入细胞，而葡萄糖一旦进入了细胞，就能被细胞用于产生能量。

正常人每天 24 小时中，时时刻刻都有胰岛素分泌。在空腹状态时，每小时分泌 0.5～1.0 个单位。在每次进餐后，由于血液中的葡萄糖水平升高，使全身细胞（包括 B 细胞在内）周围的葡萄糖浓度都升高，当血糖超过空腹水平时，对胰腺 B 细胞刺激增强，胰岛素分泌迅速增多，转化过高浓度的葡萄糖使之进入细胞，从而使血中葡萄糖逐渐降至正常水平。随着血糖下降，对 B 细胞的刺激减弱，胰岛素分泌也逐渐下降至正常水平。

胰岛素对人体的糖、脂肪和蛋白质代谢都有影响，但对于糖代谢的调节作用尤为明显，胰岛素能够促进血液中的葡萄糖（血糖）进入组织细胞被储存和利用。缺乏胰岛素时，血糖难以被组织细胞摄取，糖的储存和利用都将减少，这时血糖浓度如果过高，就会有一部分从尿液中排出，形成糖尿。

7. 什么是胰岛素受体

人体是由细胞组成的，细胞膜就像一扇扇的"门"，"门"上有许许多多的"锁"，血液中的葡萄糖要进入细胞，就需要胰岛素这把"钥匙"才能打开，葡萄糖进入细胞内才能发挥作用。细胞膜上的这把"锁"叫作胰岛素受体。正常人细胞膜上的胰岛素受体对胰岛素非常敏感，很少量的胰岛素就会发挥很大的降低血糖的作用，从而使血糖维持在一定范围内。胰岛素受体基因突变可导致胰岛素抵抗和糖尿病。

8. 什么是胰岛素抗体和胰岛素抵抗

（1）胰岛素抗体：胰岛素抗体的出现有两种情况，一种出现于接受外源性胰岛素治疗的患者，主要和胰岛素制剂的纯度有关系，一种出现于从未接受胰岛素治疗的患者，称为胰岛素自身抗体。检测抗胰岛细胞抗体可区分 2 型糖尿病，其对糖尿病和低血糖的诊断、鉴别诊断及治疗具有非常重要的意义。

（2）胰岛素抵抗：如果由于某种原因造成细胞膜上的胰岛素受体出现了问题，使受体功能下降或者数量减少，胰岛素不能与受体正常结合或结合能力明显下降，同样数量的胰岛素就不能发挥应有的降低血糖的作用，从而使血糖不能正常代谢和转化，出现高血糖，我们把这种情况称作胰岛素抵抗。胰岛素抵抗也就是人体器官组织对胰岛素生物学反应下降，即胰岛素靶器官的胰岛素敏感性降低（胰岛素受体数量减少）或胰岛素反应性降低（受体结合后效应下降）。胰岛素作用的经典靶器官为骨骼肌、脂肪组织和肝脏，经典的胰岛素抵抗是指外周（骨骼肌、脂肪组织）和肝脏胰岛素抵抗，常见于肥胖的 2 型糖尿病患者。检查这些患者的胰岛素水平，结果常常高于正常范围或分泌高峰延迟，但患者的血糖却不能很好控制。

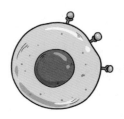 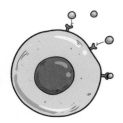

胰岛素正常结合　　　　　　　　　胰岛素非正常结合

9. 肝脏和肾脏在血糖调节中的作用如何

激素在血糖的调节作用中起到关键作用，参与调节血糖平衡的胰岛素、胰高血糖素和肾上腺素都作用于肝脏。胰岛素降糖，也就是促进糖原合成，加速血糖氧化分解，促进血糖转变为脂肪，抑制肝糖原分解和非糖物质转化；而胰高血糖素和肾上腺素则促进肝糖原分解，促进非糖物质转化为葡萄糖。肾脏起到门槛的作用，能将原尿中的部分糖类重新吸收，避免了糖的浪费。

肝脏与肾脏在糖尿病的发生与发展过程中地位极为重要。首先，肝脏和肾脏都是糖类代谢的重要场所，特别是在肝脏内，有种类繁多的酶，又是胰岛素和许多激素发挥作用的地方，糖在这里被加工、利用，糖、脂肪和蛋白质的相互转换也在这里进行。其次，肝脏和肾脏又是糖类储藏和释放的场所，人体内多余的糖分在这里形成肝糖原或者肾糖原加以储藏，需要的时候又能转变为葡萄糖来补充血糖。当肝脏和肾脏储存的糖类不够时，它们还能利用脂肪或者蛋白质制造葡萄糖，以维持血糖的稳定。第三，肾脏又是将多余糖分排出体外的通道，血糖升高时，只要肾脏功能正常，就可以通过排尿将多余的糖分排出，使血糖不至于太高。所以，血糖的稳定离不开肝、肾功能的正常。反之，糖尿病患者长期血糖控制不佳，也势必影响肝脏和肾脏的结构与功能。

10. 神经系统在血糖调节中的作用如何

糖代谢在神经内分泌免疫调节网络系统中的调控处于平衡和稳定，称为"糖稳"。就神经系统而言，自主神经调节肝脏、肌肉和脂肪组织代谢，而这三大组织在维持机体糖代谢平衡中起重要作用。

当血糖含量升高时，下丘脑的相关区域兴奋，通过增强迷走神经活性进行相应的调节。肝脏的副交感神经活性增强，外周血糖转化为糖原储存，减少肝糖输出；胰腺则表现为胰岛素分泌加强，抑制肝糖生成，促进血糖以糖原形式储存，增加糖在肌肉、脂肪组织的利用率。同时抑制胰岛 A 细胞分泌胰高血糖素，从而使血糖含量降低。

当血糖含量降低时，经感觉感受器检测，下丘脑另一相关区域兴奋，通过分泌反调节激素以及增加交感神经活性来进行相应的调节。具体表现在腺垂体分泌生长激素、促肾上腺皮质激素增多；下丘脑启动脂肪动员及肝酶释放，诱发糖原分解和糖异生；胰岛素分泌减少，胰高血糖素分泌增多；肾上腺髓质释放的肾上腺素也增多。同时，交感神经活性增高，从而诱导肝糖原生成增多，促使胰岛 B 细胞分泌的胰岛素减少，A 细胞分泌的胰高血糖素增多。

11. 什么是尿糖

尿糖指人体尿液中的糖类，主要是指尿中的葡萄糖。正常人尿糖甚少，一般方法测不出来，所以正常人尿糖应该是阴性，或者说尿中应该没有糖。只有当血糖超过（8.9～10）mmol/L[（160～180）mg/dl] 时，糖才能较多地从尿中排出，形成尿糖。

12. 什么是糖尿病

糖尿病是一组由多种病因（遗传和环境因素共同作用）引起的以慢性高血糖为特征的代谢性疾病，其基本的病理生理是由于胰岛素分泌和 / 或作用缺陷所引起的糖、蛋白质、脂肪、水和电解质等代谢紊乱。急性高血糖易引起酮症酸中毒或高渗综合征，又称急性代谢紊乱，长期存在的慢性高血糖，会导致全身各组织器官损害和功能障碍，即慢性并发症，包括动脉粥样硬化性心、脑、周围血管病变以及糖尿病肾病、视网膜病变和神经病变等。这些并发症可因心肌梗死、脑卒中、截肢、肾衰竭、失明等严重临床情况而致残乃至危及生命。

13. 糖尿病有哪些信号

（1）多尿、多饮、多食以及体重减轻：糖尿病的典型症状，即人们通常所说的"三多一少"。①多尿：指患者尿的次数多、数量多。1～2小时就可能小便一次，甚至每日夜可达30余次，夜间多次起床，严重影响睡眠。每日尿量可达3000～5000ml；②多饮：指喝得多。由于多尿，大量体液随尿液流出，所以患者喝水量和次数都成倍增多；③多食：患者丢失了大量糖分，需要补充，故多食。有的患者有"吃不饱"的感觉，还特别喜食甜食。对病程长、控制不佳的患者，由于糖尿病神经病变发生胃轻瘫，可无多食，反而表现为厌食，上腹饱胀、恶心、呕吐等；④体重下降：指消瘦。由于糖尿病患者胰岛素分泌不足，体内各组织不能充分利用葡萄糖，身体就要动员脂肪、蛋白质来补充能量和热量，结果使体内糖类、脂肪及蛋白质被大量消耗，又加上水分的丧失，所以就出现了患者体重下降的情况。严重者体重可下降数十千克，以致疲乏无力，精神不振；⑤其他症状：糖尿病患者可伴随有全身皮肤瘙痒，男性阳痿、便秘，女性外阴瘙痒、性欲减退、月经失调等。

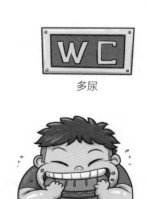

多尿

多食

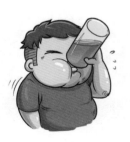

多饮

由于病情轻重或发病特点不同，并不是每个患者都具有"三多一少"症状。通常情况下，1型糖尿病起病时"三多一少"症状常常很明显，部分患者是以酮症酸中毒为首发症状。2型糖尿病患者则对胰岛素没有明显依赖，"三多一少"症状轻或只有一二项，有时不仅不会出现"消瘦"的症状，反而比正常还要肥胖，只是在体检、患其他疾病或出现慢性并发症时才发现糖尿病。

（2）视力下降：高血糖会导致视网膜的血管出现肿胀甚至渗漏，不正常的新生血管就会在视网膜表面生长，造成出血，从而影响视力。糖尿病视网膜病变的早期，除了视物模糊，还会在一天内时好时坏。

（3）眼皮下垂：糖尿病导致动脉硬化，造成供应动眼神经的小血管缺血引起眼皮下垂。此种眼皮下垂有两个特点：一是起病较急，仅为一侧性，在发病一侧的前额或眼眶区常先有疼痛感，随即出现下垂；二是除上睑下垂外，多伴有眼球向内或向上、向下运动不便而出现复视的情况。

（4）顽固瘙痒：皮肤瘙痒，用尽各种脱敏药物和外用擦剂，仍然不见起色。而且空腹血糖很高，应警惕是由于糖尿病长期脱水导致皮肤干燥。

（5）尿液黏稠：排尿后如果尿溅到便池外，脚踩上会有黏黏的感觉。这是因为糖尿病患者的尿液里含有糖分。

（6）脖子发黑：一种称为假性黑棘皮病的皮肤病与糖尿病也有瓜葛，表现为皮肤发黑、变厚、粗糙，尤其是腋窝、脖颈和腹股沟部位的皮肤变化最明显。研究资料显示，假性黑棘皮病患者的血浆胰岛素水平明显增高，提示有潜在发生糖尿病的风险。

（7）外阴瘙痒：由于糖尿病患者胰岛素分泌相对不足，血液中血糖升高，尿液中糖分随之增多，阴道内糖分增多，易改变阴道的酸碱平衡，使阴道酸性增加，真菌易于繁殖，导致阴道感染，出现皮肤瘙痒。有些患者则由于血糖升高，自主神经系统功能受到影响，引起真菌性阴道炎。

（8）突然发福：40岁以后发病的糖尿病患者中，发病时体重超重或肥胖的患者占60%以上。主要原因是体脂堆积，造成胰岛素抵抗、高胰岛素血症、肌肉和其他组织对葡萄糖的利用降低，然后发展为糖耐量递减，直至糖尿病。

（9）伤口不愈：由于局部循环和代谢障碍，导致糖尿病患者的伤口比普通人难愈合。特别是糖尿病患者外科手术后，伤口出现愈合不良，清洁伤口反复感染，经常变成慢性而难以愈合的溃疡，尤其容易出现在肢体部分。

（10）青春痘：如果你已年过半百，脸上突然冒出青春痘，不要误认为是返老还童，应及时查验血糖。血糖偏高，使皮肤组织的糖原含量增多，给真菌、细菌等病原微生物的孳生、繁衍创造了条件，造成青春痘出现且难以治愈。

（11）经常打鼾：据报道，常打呼噜的人得糖尿病的风险是一般人的 2.5倍以上。而糖尿病患者中，有 23% 以上的人同时伴有阻塞性睡眠呼吸暂停综合征，且睡眠呼吸暂停程度越严重，患糖尿病的概率越大。

14. 糖尿病会有什么并发症

对于糖尿病患者来讲，短暂的高血糖并不可怕，因为可以想办法对血糖加以控制，可怕的是由于长期高血糖而引起多种糖尿病并发症。糖尿病的并发症分为微血管并发症和大血管并发症，其发生与很多因素有关，包括遗传、年龄、性别、血糖控制水平、糖尿病病程以及其他心血管危险因素等。

（1）糖尿病并发高血压：糖尿病患者易患高血压，发生率 30% ~ 50%。糖尿病和高血压无论是病因、互相影响还是危害上都存在共通性，因此常常合并发作。所以，两者被称为同源性疾病。早期有头痛、头晕、眼花、耳鸣、失眠等症状，进一步发展可出现心、脑、肾等重要器官的病变甚至衰竭。

（2）糖尿病并发高脂血症：由于糖尿病患者胰岛素缺乏，脂代谢紊乱，血液中甘油三酯及游离脂肪酸浓度增高，易于沉积在动脉壁上，导致血管壁增厚、变硬、管腔逐渐狭窄，使脏器供血不足。糖尿病性高脂血症容易导致各种血管疾病的发生，如冠心病、脑血管病、高血压等。

（3）糖尿病并发心脏病：糖尿病并发心脏病包括糖尿病性冠心病、糖尿病性心肌病和糖尿病性自主神经病变。发病的原因是糖、脂肪代谢紊乱导致心脏大血管、微血管及神经纤维的病变。糖尿病性心脏病以糖尿病性冠心病为多发，早期症状有疲劳、头晕、失眠、多汗、心悸、心律不齐、心动过速或过缓，进一步发展为心绞痛、心律失常、心房纤颤、心肌梗死等。我国冠心病患者的糖代谢异常患病率约为 80%，高于西方人。

（4）糖尿病并发脑血管病：由于糖尿病患者胰岛素缺乏，引起糖、脂肪、蛋白质代谢紊乱，易使血脂增高，导致动脉硬化。脑动脉硬化主要发生在脑部的大动脉和中等动脉，使累及的动脉血管狭窄或痉挛。在各种诱因（精神紧张、血压升高、用力过猛、血糖过低、气候变化等）刺激下，造成血管破裂或堵塞，使脑血液循环发生障碍，脑组织缺血，甚至导致脑梗死。

（5）糖尿病并发神经病变：糖尿病性神经病变是糖尿病最常见的慢性并发症之一，以周围神经病变、自主神经病变和中枢神经病变为主。体内代谢紊乱、微血管病变和外周动脉粥样硬化病变是导致发病的主要原因。在吸烟、年龄超过40岁以及血糖控制差的糖尿病患者中，神经病变的患病率更高。自我感觉的症状有：自发痛、感觉异常、压痛、浅部感觉迟钝、上下肢振动感觉减退、下肢位置感觉障碍、运动障碍、脑神经麻痹、视力障碍等。自主神经病变会诱发糖尿病性心律异常、食管功能障碍、糖尿病性胃瘫、神经性胆囊病、排尿功能障碍、尿潴留、糖尿病性阳痿、皮肤瘙痒等。

（6）糖尿病并发肾病：糖尿病可引起微血管病变，导致肾组织缺血、缺氧，使血液黏稠度增高，红细胞变形能力减弱，出现肾小球毛细血管内压力增高，肾小球动脉阻力增大，超滤压升高，导致蛋白尿、水肿、肾功能衰竭。

（7）糖尿病并发眼病：糖尿病对眼睛的影响非常大，糖尿病性眼病引起的双目失明比一般人高25倍，是导致成人失明的主要原因。糖尿病可影响眼睛从外到里的各种组织结构，引发视网膜病变、白内障、青光眼、屈光改变等。在这些并发症中，尤以糖尿病性视网膜病变、白内障为多见，影响也最大。

（8）糖尿病并发下肢动脉病变：下肢动脉病变是外周动脉疾病的一个组成部分，表现为下肢动脉的狭窄、闭塞，出现下肢发凉、软弱、困乏、走路不能持久，乏力感加重，进而出现间歇性跛行，走路沉重、疼痛，再加重后可出现安静状态下的下肢疼痛与感觉异常，最终可致下肢坏疽，截肢的比例很高。与非糖尿病患者相比，糖尿病患者下肢动脉病变的发病率增加2倍，且更常累及股深动脉及胫前动脉等中小动脉。

（9）糖尿病并发足病：有15%～20%的糖尿病患者在病程中发生足部溃疡或坏疽，发病概率比普通人高40倍。根据引发溃疡的主要原因，可分为神经性足病、缺血性足病和混合性（神经-血管性）足病。糖尿病足病以神经性病变为主，在引发糖尿病足的各种诱因中，物理因素（足部溃疡、烫

伤、修剪趾甲不当、足癣、足趾负荷过大等）占 60% ~ 80%。糖尿病足病会
导致不同程度的截肢，严重影响患者生活质量，应特别引起注意。

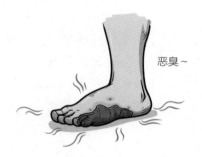

恶臭~

第二篇　糖尿病的病因

某社区卫生服务中心的陈医生一早就看到小区的李大爷和他女儿媛媛，愁眉苦脸地走过来。

"李大爷，怎么了？遇到什么不开心的事了？"陈医生问。

"唉……"李大爷未说话先大大地叹了一口气，"上周我去女儿家，她带我去做了体检，医生说我血糖高。您说，我怎么就会得了糖尿病呢？"

"李大爷，别着急，我来给您慢慢说。"陈医生安慰李大爷。

1.　糖尿病是怎么得的

陈医生向李大爷解释道："李大爷，您知道，汽车需要烧油获得能量才能启动，我们人也需要能量维持日常活动和体温。这些能量来源于食物，有糖类，如大米、白面、玉米、小米、白薯、土豆等，还有脂肪和蛋白质。"

"这个我知道。"李大爷说，"人是铁，饭是钢。要吃饭才有力气呢！"

"对的。"陈医生继续解释，"食物经过咀嚼消化，在人体内转化成葡萄糖，吸收到血液里成为血糖运输到身体各个器官组织的细胞里。一部分血糖氧化释放出能量来供给身体使用；另一部分在肝和肌肉细胞里变成糖原储存起来备用。但是，血糖进入细胞进行氧化合成等代谢作用，都必须靠由胰脏中一些叫做胰岛的特殊细胞团所产生的胰岛素。当身体里缺乏或不能正常利用胰岛素时，葡萄糖就不容易进入细胞合成糖原，存留在血液里使血糖升高。当血液里的葡萄糖超过一定限度就由肾脏排出，产生糖尿。"

"是我爸爸身体的胰岛素出问题了吗？"媛媛问。

陈医生回答："对的，胰岛素出了问题就会影响我们体内的血糖代谢。"

2.　肥胖与糖尿病关系如何

李大爷："之前医生说虽然我不胖，但是肚子太大，容易得糖尿病。"

13

陈医生："是的。肥胖是糖尿病的一个重要诱发因素，特别是腹型肥胖者，就像您肚子大。由于体内脂肪超标，尤其是内脏（躯干）脂肪过多，可能引起不同程度的胰岛素抵抗，妨碍了身体利用葡萄糖，从而使其进食后出现血糖过高。肥胖多脂肪是中老年人中糖尿病明显增多的主要原因之一。"

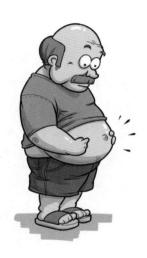

3. 糖尿病的发展分为哪几个阶段

媛媛："那您说我爸爸现在是得糖尿病了吗？"

陈医生："我们把糖尿病的自然病程分为 3 个阶段：

（1）正常糖耐量阶段：特点是胰岛素抵抗但血糖正常。这一阶段胰岛 B 细胞通过增加胰岛素的分泌来克服组织对胰岛素的不敏感，血糖水平得以暂时保持稳定。如果我们在这个阶段就发现了异常，通过改变生活习惯等策略，胰岛素敏感性通常可以恢复到正常。

（2）血糖增高阶段：包括葡萄糖耐量减退和空腹葡萄糖受损。由于胰岛素抵抗持续存在，胰岛 B 细胞不能相应分泌更多的胰岛素，血糖（尤其是餐后血糖）开始升高，但尚未达到糖尿病诊断标准。采用饮食、运动和减肥等干预措施在这个阶段非常重要，可以避免病情进一步发展并且可以减少糖尿病药物的用量。

（3）糖尿病阶段：餐后和 / 或空腹血糖升高，达到糖尿病诊断标准。在这个阶段，血糖持续在危险的高水平，如果这个阶段不给予药物或是其他的干预措施，会造成严重的健康损害（糖尿病并发症）。

上述阶段是一个渐进的过程，在进入糖尿病阶段之前进行干预有可能使病程逆转或停留在糖尿病前期阶段。所以，大家别着急，我们要做进一步的检查，才能知道大爷是处于哪个阶段，再有针对性地进行治疗。"

4. 什么是血糖增高阶段

媛媛："陈医生，刚才您说血糖增高阶段，是指我爸爸现在的情况吗？"

陈医生："这又叫糖尿病前期，指血糖已经升高，但还没有达到糖尿病诊断标准，血糖介于正常与糖尿病之间的一种状态。主要包括 3 种情况：

（1）空腹血糖受损：是指空腹血糖高于正常，但又不到糖尿病诊断标准。当然餐后 2 小时血糖也不能到糖尿病诊断标准。

（2）餐后血糖受损：是指餐后半小时、1 小时血糖升高，和 / 或餐后 2 小时血糖在正常和糖尿病诊断标准之间的状况。

（3）糖耐量受损：做糖耐量试验时，空腹和服糖后两小时都没达到糖尿病诊断指标。"

李大爷："如果是血糖增高阶段，那我就还不是糖尿病？"

陈医生："李大爷，您也不能掉以轻心。血糖增高者已不再是正常人，糖尿病的帽子就悬在他们的头顶之上，随时可能掉下来。但是，现在加以健康干预，大多数人可以不进展为糖尿病，这是不得糖尿病的最后关口。可以说，处于血糖增高阶段的人是我们预防糖尿病的重中之重。"

糖尿病

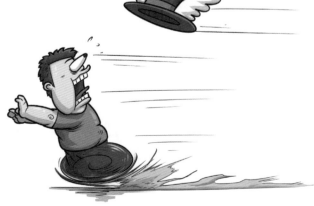

5. 糖尿病分哪些类型

媛媛："我听说糖尿病也分好几个类型呢？"

陈医生："对的。根据不同的发病原理和特点，糖尿病可以分为 1 型糖尿病、2 型糖尿病、其他特殊类型糖尿病和妊娠糖尿病。根据多年临床经验估测来说，1 型糖尿病约占 10%，2 型糖尿病可能占比超过 85%，其他类型糖尿病占 5% 左右。"

"哦，这个糖尿病也能分这么多的型号啊？"李大爷说，"您能跟我详细说说吗？"

陈医生："好的，李大爷，我下面给您详细地说说糖尿病各个类型。"

6. 引起 1 型糖尿病的主要原因是什么

"首先说说 1 型糖尿病"。陈医生说，"1 型糖尿病是遗传因素和环境因素共同参与的，胰岛 B 细胞被破坏，引起胰岛素绝对缺乏，降低血糖的能力就大大减少，由此发生糖尿病。"

7. 1 型糖尿病的特点是什么

媛媛："哪些人容易患 1 型糖尿病呢？"

陈医生："这型糖尿病患者大多发病年龄比较小，儿童和青少年多见，发病较急。而部分成年患者往往比较隐蔽，症状可不明显，随着胰岛功能逐渐减退才表现出来。这一类型的患者最终都需要应用胰岛素来替代治疗。"

8. 引起 2 型糖尿病的主要原因是什么

李大爷："那 2 型糖尿病的发病原因呢？"

"2 型糖尿病的特异病因学尚未完全明确，但也是复杂的遗传因素和环境因素共同作用的结果。"陈医生答，"不过，遗传不代表一出生就有糖尿病，是经过环境的作用激发了基因才会发生。环境因素包括营养过剩、现代不良生活方式、人口老龄化等因素。"

9. 2 型糖尿病的特点是什么

媛媛："听起来，2 型糖尿病的发病原因正是现代人的普遍生活状态呢！"

"是的。2 型糖尿病也是目前我国最多见的一型糖尿病。"陈医生继续介绍，"这些患者分为两种情况：一种是体形肥胖的，往往以胰岛素抵抗为主；另一些不太胖的人则是以胰岛素分泌不足为主。但两种情况不是截然分开的，有相互交叉的情况存在。从临床上来看，这些患者发病年龄较大，往往在 45 岁以上，大多数起病缓慢，可无任何自觉症状，更有很多人是从健康查体中发现的，还有一部分患者发现糖尿病时，已经出现某些慢性并发症，由此可推测在确诊之前已经有 5~10 年的病程。这些患者是我们防治的重点。"

10. 1 型糖尿病和 2 型糖尿病能不能互相转变

媛媛："1 型和 2 型糖尿病都是遗传和环境因素引起发病的，那这两型糖尿病会互相转变吗？"

陈医生："1 型糖尿病主要是因为 B 细胞破坏，胰岛素绝对缺乏导致，绝大多数是自身免疫性疾病；2 型糖尿病主要是以胰岛素抵抗为主伴胰岛素分泌不足。各型之间是不能相互转化的。"

11. 糖尿病会遗传吗

李大爷焦急地问："您刚刚说 1 型和 2 型糖尿病都有遗传因素影响发病，我女儿会不会被遗传啊？"

陈医生："李大爷，别着急！虽然在同样外界环境条件下，有遗传倾向的人更容易发生糖尿病，但遗传仅仅是糖尿病的易感性因素，是一种糖尿病的倾向，不能认为只要有家族史的人就一定会得糖尿病。"

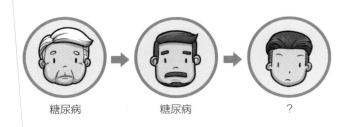

糖尿病　　　　糖尿病　　　　?

12. 妊娠与糖尿病有何关系

媛媛："陈医生，您刚刚提到糖尿病其中一个类型是妊娠糖尿病，我现在怀孕 4 个月了，会有影响吗？"

陈医生："妊娠糖尿病是指妇女在怀孕前未患糖尿病，在怀孕时才发现血糖过高的一种妊娠期特发的并发症。它是由于妊娠中后期胎盘逐渐发育形成，产生某些激素导致胰岛素不能正常工作，从而使人体对胰岛素的需要量增加，当一些孕妇不能代偿性增加胰岛素的分泌量时，就会发生妊娠糖尿病。"

13. 妊娠糖尿病对胎儿有何影响

陈医生继续介绍："妊娠糖尿病对胎婴儿的危害大，易发生胎儿自然流产、畸形等。高血糖易使胎儿生长为巨大儿，分娩时难产的机会增加，出生后易发生并发症。不过，您也不用担心，一旦确诊妊娠糖尿病，85% 的患者只需要通过单纯的饮食治疗或运动治疗就能使血糖得到良好的控制。您只要根据医生指引进行规范产检，早发现早干预就没有问题的。"

14. 哪些疾病可能继发糖尿病

李大爷："我听说患其他病或者吃药也会引起血糖高？这是怎么一回事呢？"

陈医生："您说的这种情况是指那些由于其他疾病造成的继发性糖尿病。引起继发性糖尿病的主要原因包括：胰腺疾病、药物型糖尿病、其他内分泌疾病。继发性糖尿病的一个特点就是高血糖有因可查。去除了这些原因后，高血糖就可以被纠正。所以，您现在只是被检测出血糖高，还需要做进一步的检查，才能确诊是否得了糖尿病。"

第三篇

糖尿病的诊断

小区内，王大婶和朋友们一起跳了一段广场舞，感到头晕、乏力，就在一旁休息。李大爷散步刚好经过，王大婶和他交谈了起来："老李，我最近常感到容易肚子饿、口渴，饭量比以前增加了，虽然运动也没减少，但却瘦了6斤，还经常头晕，以前听说得了糖尿病就会口渴、消瘦，你说我会不会就是糖尿病啊？"

"老王，不用担心，我之前也得了糖尿病，经过社区家庭医生的筛查和治疗，现在血糖稳定了，不适症状也消失了，建议你和自己的家庭医生预约时间，检查看看自己是否有糖尿病？"

王大婶随后跟陈医生约了时间，见面后，陈述了自己的问题并详细了解了糖尿病诊断相关知识……

1. 糖尿病的诊断依据是什么

王大婶问："陈医生，我最近容易肚子饿、口渴，饭量增加，但体重减轻，我担心是否患了糖尿病？怎样才能诊断为糖尿病呢？"

陈医生说："王阿姨，别担心，我先为您解释下糖尿病的诊断标准吧。首先，糖尿病的临床表现有以下几种：

（1）典型症状：'三多一少'，即多食、多饮、多尿，体重减轻。

（2）不典型症状：仅有头昏、乏力等，甚至无症状。有的发病早期或糖尿病发病前阶段，可出现午餐或晚餐前低血糖症状。

（3）急性并发症的表现：可以在高热、外伤、急性心脑血管事件等应激情况下加重病情，出现食欲减退、恶心、呕吐、腹痛，多尿加重，头晕、嗜睡、视物模糊、呼吸困难、昏迷等症状。

（4）慢性并发症的主要表现：①糖尿病视网膜病变：视力下降的程度和时间、是否检查过眼底或眼底荧光造影、是否接受过视网膜光凝治疗；②糖尿病性肾病：有无浮肿，尿中泡沫增多或者蛋白尿；③糖尿病神经病变：四肢皮肤感觉异常、麻木、针刺、蚁走感。足底踩棉花感，腹泻和便秘交替，尿潴留，半身出汗或时有大汗，性功能障碍；④反复的感染：例如反复的皮肤感染，如疖、痈，经久不愈的小腿和足部溃疡，反复发生的泌尿系感染、发展迅速的肺结核、女性外阴瘙痒；⑤糖尿病足。"

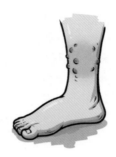

陈医生接着说："王阿姨，糖尿病的诊断一般不难，除了有上述的临床表现外，检测空腹血糖 ≥ 7.0mmol/L 和 / 或餐后两小时血糖 ≥ 11.1mmol/L 即可确诊。诊断糖尿病后要进行分型，目前，主要有两种类型。

（1）1 型糖尿病：发病年龄轻，大多 < 30 岁，起病突然，多饮、多尿、多食，消瘦症状明显，血糖水平高，不少患者以酮症酸中毒为首发症状，血清胰岛素和 C- 肽水平低下，ICA、IAA 或 GAD 抗体可呈阳性。单用口服药无效，需用胰岛素治疗。

（2）2 型糖尿病：常见于中老年人，肥胖者发病率高，常可伴有高血压，血脂异常、动脉硬化等疾病。起病隐匿，早期无任何症状，或仅有轻度乏力、口渴，血糖增高不明显者需做糖耐量试验才能确诊。血清胰岛素水平早期正常或增高，晚期低下。"

2. 尿糖阴性者都不是糖尿病吗

王大婶："我明白了，我们社区的老李说他体检时发现血糖明显升高，接着又复查几次，仍是如此，但每次检查尿糖却呈阴性。医生仅凭空腹血糖、餐后两小时血糖和葡萄糖耐量试验结果，诊断他得了 2 型糖尿病。陈医生，尿中无糖，难道也能够得上'糖尿病'的诊断吗？"

"好的，王阿姨，让我来为您解释下原因吧。"陈医生细细道来。

"正常人血液流经肾脏时，其中的葡萄糖被过滤去，但被重吸收入血，因而检查为尿糖阴性。只有当血糖超过一定浓度，葡萄糖未能被全部重吸收，尿糖试验方呈阳性。血糖越高尿糖也越多，可引起尿糖阳性的最低血糖值在医学上称为'肾糖阈'。血糖高于此值，尿糖即呈阳性；低于此值，则无尿糖。但老年人、肾脏病以及 2 型糖尿病患者，因肾小球硬化、通透性降低，肾糖阈增高，使糖不能通过肾小球滤过到尿中，即使血糖超过正常值较高，而化验尿糖就会得到阴性结果，故单凭尿糖检查并不能正确反映血糖浓度的真实情况。诊断或排除糖尿病应依据空腹和餐后两小时血糖、葡萄糖耐量试验，若已有值得怀疑的糖尿病症状，虽然化验尿糖阴性，也不应轻易放弃检查，需进一步化验血糖以确诊。"

3. 尿糖阳性者都是糖尿病吗

王大婶继续问："陈医生，那是否验到尿糖阳性的都是糖尿病呢？"

陈医生解释说："王阿姨，我跟您说一个我管理的病例吧。有一对父子来我们中心就诊，因戴先生在当地县医院化验尿常规时偶然发现尿糖（++++），但其本人没有任何自觉症状，随后又化验了血糖，结果正常。之后多次化验血糖及尿糖，空腹血糖在 6.0 ~ 7.0mmol/L 之间，餐后 2 小时血糖在 8.0 ~ 11.0mmol/L 之间，当地医生考虑是早期 2 型糖尿病，嘱患者严格控制饮食并给予消渴丸等降糖药物治疗，其间患者多次出现心慌、手颤、头晕、出汗发作，血糖忽高忽低。戴先生听人讲糖尿病能遗传，于是又带着 16 岁的儿子去医院做了血、尿糖化验，化验结果和他的情况差不多，当地医生诊断结论也跟他一样。戴先生想到儿子这么小的年纪就患上糖尿病，非常担心，于是通过别人的介绍找到我。在详细了解了戴先生父子俩的病史之后，我让他俩暂停一切降糖药，并分别做了糖耐量试验、胰岛功能、肾功能、肾糖阈、尿常规、尿糖定量等多项检查，结果除了肾糖阈明显降低、尿糖阳性以外未发现其他异常。结合患者既往无慢性肾病史，无骨痛及骨骼发育异常，尿化验无蛋白、氨基酸及磷酸盐结晶，故可排除'慢性肾病'及'范可尼综合征'等原因所致的肾性糖尿，考虑到父子同病，遗传倾向明显，最终确诊是'家族性肾性糖尿'，糖尿病则被彻底排除。家族性肾性糖尿多呈良性经过，患者一般无自觉症状，也不会产生严重后果，预后良好，通常不需要治疗。但因有少数肾性糖尿病患者日后会转为真正的糖尿病患者，故对肾性糖尿的患者要随访观察。

现在我向您大致介绍哪些情况下会出现尿糖阳性。

第一，正常人的肾糖阈是 8.96～10.08mmol/L，但是妊娠期妇女及肾性糖尿病患者，由于肾糖阈降低，血糖正常时也可以出现糖尿。所以尿糖检测阳性不一定都是由于糖尿病引起的。

第二，生理性糖尿。为一次性糖尿，是暂时性的，主要由三种原因所致：①饮食性糖尿，也称'滋养性糖尿'。在短时间内摄入大量糖类，可引起血糖浓度增高超过肾糖阈而发生一过性糖尿，但其空腹血糖及糖耐量试验正常；②应激性糖尿。在脑外伤、脑血管意外、情绪激动、剧烈运动和紧张等情况下，延髓糖中枢受到刺激，使内分泌出现异常，从而导致暂时性糖尿；③妊娠中后期因暂时性肾糖阈低下而出现糖尿。

第三，病理性糖尿。可分为：①糖尿病引起的真性糖尿；②肾性糖尿，往往与某些肾小管缺陷有关，其特点是有糖尿而不伴有高血糖，多见于家族性肾性糖尿、慢性肾脏疾病和一些少见的遗传或获得性肾小管疾病，如'范可尼综合征'，由于肾小管再吸收葡萄糖的能力减低（而肾小球滤过率仍然正常），肾糖阈下降，故血糖正常而尿糖阳性；③其他，使用一些还原性药品，如葡萄糖醛酸、尿酸、维生素 C，或一些随尿排泄的药物如异烟肼、水合氯醛、吗啡、洋地黄、噻嗪类利尿剂，可以引起假性糖尿（尿糖假阳性）。

由此可知，凡尿糖阳性者，均应做糖尿病相关检查以明确诊断，切不可单凭一项尿糖结果阳性就轻易得出糖尿病的结论。否则将会导致误诊、误治，使患者蒙受不应有的损失和伤害。"

4. 诊断糖尿病时为什么要查空腹血糖

王大婶："单纯一个尿糖竟然有那么大学问，那么陈医生，诊断糖尿病时为什么要查空腹血糖呢？"

陈医生："空腹血糖是指在隔夜空腹（至少 8～10 小时未进任何食物，饮水除外）后，早餐前采的血，所检定的血糖值，为糖尿病最常用的检测指标，空腹血糖测定非常重要，它主要反映胰岛 B 细胞功能，能较好地反映患者基础胰岛素水平，是糖尿病诊断的重要依据，所以定期查验空腹血糖是必要。

正常人的空腹血糖值为 3.9～6.1mmol/L；如血糖在 6.1～7.0mmol/L 之

间为空腹血糖受损；如≥7.0mmol/L考虑糖尿病；空腹血糖能反映自身胰岛素分泌能力，1型糖尿病患者胰岛素分泌能力绝对不足，所以空腹血糖往往很高。另外，很多检查如肝功能、肾功能、血脂、血胰岛素等也必须空腹抽血进行，而这些值对将来糖尿病的治疗很有帮助。所以，要诊断糖尿病必须要空腹抽血以及查空腹血糖。"

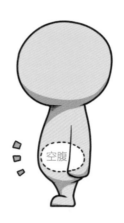

王大婶："只要验到空腹血糖异常就可以诊断为糖尿病了吗？"

陈医生："由于血糖受很多因素影响，对于体检初次发现的空腹血糖异常，我们不能仅凭一次血糖测定结果就诊断为糖尿病，首先应排除为高糖饮食所引起，还需要多次复查血糖，我们还要进一步做以下检查明确诊断。

第一，静脉餐后两小时血糖，据资料显示，在我国新诊断的糖尿病中，单纯餐后血糖升高占50%，如果只测空腹血糖会漏诊很多患者。

第二，糖化血红蛋白（HbA1c），根据它我们可以评估近2～3个月来血糖平均的波动水平。

第三，口服葡萄糖耐量试验（OGTT）是目前诊断糖尿病的'金标准'，服糖后两小时血糖≥11.1mmol/L或空腹血糖≥7.0mmol/L可以确定为糖尿病，同时测定胰岛素分泌曲线可以评估胰岛的功能来判断糖尿病的类型，看看是否需要口服降糖药或胰岛素治疗。

第四，对于空腹血糖较高或者可能为2型糖尿病的患者要做尿常规检查，确定有没有酮症或肾功能损害。

第五，抽血检验血脂、肝、肾功能，2型糖尿病常常伴有高脂血症，及早控制血脂可以明显降低血管并发症的发生，同时检测肝肾功能，如果肝肾功能受损，降糖药物的使用也会有所不同。

第六，检测血压，高血压会加速心、脑、肾的损害，血压控制得当可以延缓这些器官受损。

如果是2型糖尿病则需同时评估有无糖尿病视网膜病变、外周血管神经病变等慢性并发症的存在，治疗及时可以明显提高生活质量，避免失明、截肢这些惨剧的发生。"

5. 诊断糖尿病时为什么要查餐后2小时血糖

"陈医生，刚刚听您说诊断糖尿病除了要查空腹血糖外，还需要查餐后两小时血糖，那是为什么呢？"王大婶还有一些疑问。

陈医生："王阿姨，餐后2小时血糖测定是诊断和发现糖尿病的另一种重要方法，正常人餐后2小时血糖不应 > 7.8mmol/L，血糖达到 7.8～11.1mmol/L时，就会被诊断为糖耐量减低（IGT），餐后2小时血糖 ≥ 11.1mmol/L，就可以诊断为糖尿病。餐后高血糖经常是2型糖尿病发病前最早出现的一个临床指征，口服葡萄糖耐量试验中2小时血糖在发病前约10年前已处于临界状态（IGT）。因此，为了早期诊断糖尿病，应该重视餐后血糖检测。餐后两小时血糖对监测血糖控制情况是非常有用的一个指标，不少2型糖尿病患者空腹血糖不高，餐后血糖却很高，如果只查空腹血糖，往往会耽误病情。

餐后2小时血糖检查实际上是一种简化的葡萄糖耐量试验。由于这种方法简单易行，易为患者接受，所以是临床上用于筛选和发现空腹血糖正常的糖尿病患者的最常用方法。餐后两小时血糖值能较好地反映饮食及服药是不是合适，可根据餐后两小时血糖水平来调整饮食和药物，餐后两小时血糖不会影响正常服药、正常进餐、也不会影响血糖波动。测定餐后2小时血糖有两方面的意义，一是用于诊断，二是观察糖耐量的恢复情况，借以反映胰岛B细胞的储备功能。若经过一段时间治疗，空腹血糖已恢复正常，而餐后血糖仍高，常提示患者耐糖功能仍不好，胰岛素的分泌尚属延迟。若空腹血糖正常，餐后血糖也正常，说明患者耐糖功能较好，胰岛功能好转。餐后2小时血糖检查的唯一缺点是，有些糖尿病患者服糖后高峰不在2小时，而是在1小时后，到2小时的时候血糖高峰已下降，这样的患者易被漏诊。所以，对餐后2小时血糖可疑升高的患者，宜在餐后1小时和2小时各抽血一次为好，或者直接做糖耐量试验。

　　大量临床观察发现，餐后高血糖与糖尿病的心血管并发症有着密切的相关性，餐后血糖是心血管并发症发病和死亡的独立高危因素，相反空腹血糖与心血管并发症不具有相应的相关性。餐后血糖越高，发生心绞痛、心肌梗死和中风（脑卒中）的机会就越高。而且，餐后血糖高，糖尿病微量蛋白尿和糖尿病视网膜病变的发生率也会增高。餐后高血糖使凝血活性增加，患者发生血栓性病变的危险性也会增加。还会影响到认知功能，降低大脑对信息的处理能力，降低记忆力和注意力；餐后高血糖还可导致情绪的改变，会使人感到精力不足、抑郁等。

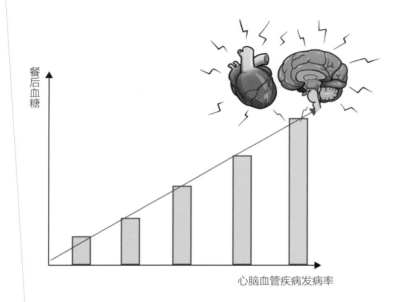

　　糖耐量减低（IGT）是介于正常与糖尿病之间的中间状态，是发展为2型糖尿病的一个重要阶段，可导致血管内皮细胞损伤。如能早发现并尽早在IGT阶段进行干预，则有望减少其发展为糖尿病的概率。这就是为什么很多人直至出现了心脑血管疾患后，才发现自己原来有糖尿病的原因。对已经得了2型糖尿病的患者来说，将餐后血糖值控制在正常范围以内，对防止日后出现糖尿病大血管和微血管并发症有重要意义。所以，诊断糖尿病时千万不要忽视餐后2小时血糖的检测。"

6. 什么是糖耐量试验

王大婶："哦，看来诊断糖尿病不仅要查空腹血糖、更加不能忘记复查餐后 2 小时血糖。陈医生，前面听您提到了口服葡萄糖耐量试验，那到底是什么试验啊？对诊断糖尿病帮助大吗？"

陈医生耐心地说："王阿姨，我来为您解释下什么是糖耐量试验吧。糖耐量试验，也称葡萄糖耐量试验，多用于可疑糖尿病患者、诊断有无糖代谢异常。正常人服用一定量葡萄糖后，血糖先升高，但经过一定时间后，人体会将葡萄糖合成糖原加以储存，血糖即恢复到空腹水平。如果服用一定量葡萄糖后，间隔一定时间测定血糖及尿糖，观察给糖前后血糖浓度的变化，借以了解胰岛 B 细胞功能和机体对血糖的调节能力。糖耐量试验是诊断糖尿病的确诊方法，主要有静脉和口服两种，前者称静脉葡萄糖耐量试验（IGTT），后者称口服葡萄糖耐量试验（OGTT）。IGTT 只用于评价葡萄糖利用的临床研究或胃切除后、吸收不良综合征等特殊患者，OGTT 则是临床最常见的检查手段。糖耐量试验是检测糖尿病前期症状的主要方法，能及早发现血糖值在正常人和糖尿病患者之间的属于糖耐量减低的人，以便采取对策，临床发现有 1/3 的人可以转为正常，1/3 的人可以减缓糖尿病的发生。当血糖高于正常范围而又未达到诊断糖尿病标准者，可进行口服葡萄糖耐量试验（OGTT），正常服葡萄糖后 30 ~ 60 分钟血浆血糖达到最高峰 [峰值 < 11.1mmol/L（200mg/dl）] 以后迅速下降，在 2 小时左右接近正常水平，3 小时血糖降至正常。如果患有糖尿病时，耐糖功能低下，服葡萄糖因糖峰值超过正常，≥ 11.1mmol/L（200mg/dl），且高峰延迟，2 小时也不能下降到正常。

糖耐量试验结果异常者并不仅见于糖尿病。如肾性糖尿者对尿液中正常含量的葡萄糖也不能完全重吸收，有的患者在糖耐量试验中血糖还未增高，尿糖却早早出现了强阳性。又如，甲状腺功能亢进者，表现为空腹及糖耐量试验 120 分钟血糖正常，但 60 分钟血糖含量明显增高，尿糖阴性。因此，有的患者不仅需要重复做糖耐量试验，还必须对激素分泌功能、肝功能、肾功能等做进一步检查。所以，糖耐量试验结果异常时，还要排除其他原因引起的糖代谢异常，方可确诊为糖尿病。"

7.   糖耐量试验前和试验中应注意哪些问题

"陈医生，那进行糖耐量试验应该注意哪些问题呢？"王大婶继续问。

陈医生："好的，让我们来了解下做糖耐量试验前和试验中需要注意的一些问题。

首先，在做糖耐量试验前要了解哪些人群适合做糖耐量试验：①临床怀疑有糖尿病，单凭血糖化验结果不能确定者；②已确诊糖尿病，需对患者血糖分泌峰值、胰岛 B 细胞功能，C- 肽等做全面了解；③与其他原因引起的糖尿鉴别，如肾性糖尿、滋养性糖尿等。

其次，进行试验前应注意：①在非应激状态，如遇急性心肌梗死、脑血管意外、外科手术等应激状态，或有感冒、肺炎等急性病，都可使糖耐量减低，需等病情完全恢复后再做试验；②试验前 3 天，每天进的碳水化合物不能少于 200～300g，否则可使糖耐量减低而出现假阳性；对有营养不良者，上述饮食应延长 1～2 周后才能做试验；③胃肠功能正常，禁食至少 10 小时以上，试验前一天起及试验时禁止喝咖啡、喝茶、饮酒和抽烟；④不应绝对卧床，也不宜剧烈运动；⑤许多药物如水杨酸钠、烟酸、利尿剂、苯妥英钠、口服避孕药、口服降糖药等，均可使糖耐量降低，在试验前应至少停用 3～4 天；⑥应停用一段时间可能影响血糖的药物，如影响血糖测定的利尿剂、糖类皮质激素（可的松一类药物）以及口服避孕药等。

最后，试验中应该注意：①口服葡萄糖耐量试验应在无摄入任何热量的 8 小时后，清晨空腹进行，口服溶于 250～300ml 水内的无水葡萄糖粉 75g 或标准馒头 2 两（100g），如用 1 分子水葡萄糖则为 82.5g，儿童则予每公斤体重 1.75g，总量不超过 75g，糖水在 5 分钟之内服完；②从服糖第一口开始计时，于服糖前和服糖后半小时、1 小时、2 小时、3 小时分别在前臂采血测血糖，同时搜集尿标本查尿糖；③要准时抽血、留尿，标本应尽早送检。"

8.   糖尿病的诊断标准是什么

陈医生："王阿姨，结合您的口渴、多食、体重下降、乏力等症状，我和您说下糖尿病的诊断标准吧。"

王大婶："好啊！我也想知道自己是否是得了糖尿病。"

陈医生："糖尿病是一组因胰岛素绝对或相对分泌不足，伴随不同程度对胰岛素作用的外周抵抗，靶组织（心脑血管、肾等）对胰岛素敏感性降低引起的一系列代谢紊乱综合征，其中以高血糖为主要标志。糖尿病若得不到有效的治疗，可引起身体多系统的损害。糖尿病的标志是反复性和持续性的高血糖症。要确诊为糖尿病，首先须符合以下条件：①具有典型症状，空腹血糖 ≥ 7.0mmol/L 或餐后血糖 ≥ 11.1mmol/L，其中空腹的定义为禁食 8 小时以上；②没有典型症状，仅空腹血糖 ≥ 7.0mmol/L 或餐后血糖 ≥ 11.1mmol/L 应于非同日再复查一次，仍达以上值者，可以确诊为糖尿病；③没有典型症状，仅空腹血糖 ≥ 7.0mmol/L 或餐后血糖 ≥ 11.1mmol/L，糖耐量试验 2 小时血糖 ≥ 11.1mmol/L 者可以确诊为糖尿病。

其次，以下条件不能诊断为糖尿病：①若餐后血糖 < 7.8mmol/L 及空腹血糖 < 5.6mmol/L 可以排除糖尿病；②如糖耐量试验 2 小时血糖在 7.8 ~ 11.1mmol/L 之间为糖耐量低减；③如空腹血糖在 6.1 ~ 7.0mmol/L 之间为空腹血糖受损，均为糖尿病前期的表现，未达到糖尿病诊断标准。

最后，还需要注意以下问题：①有严重症状和明显高血糖者，血糖值超过以上指标即可确诊；②在急性感染、外伤、手术或其他应激情况下，虽测出明显高血糖，亦不能立即诊断为糖尿病；③无症状者不能根据一次血糖值诊断，必须于非同日时间复查也符合诊断标准；④儿童糖尿病多数症状严重，血糖高，尿糖、尿酮体阳性，无需做糖耐量试验，少数症状不严重者，则需测空腹血糖或糖耐量试验。

王阿姨，根据您讲述的症状以及结合您的年龄，建议早上先空腹做糖耐量试验，再根据血糖值判断您的胰岛功能以及糖尿病的类型。"

9. 如何诊断妊娠糖尿病

王大婶："陈医生，我的儿媳妇怀孕有 4 个多月了，听说有的孕妇也会得糖尿病，那该怎样知道她有无糖尿病呢？"

陈医生："王阿姨，妊娠合并糖尿病包括糖尿病患者妊娠（即糖尿病合并妊娠）以及妊娠糖尿病。妊娠糖尿病（GDM）是妊娠期间发现或发病的由不同程度糖耐量异常及糖尿病引起的不同程度的高血糖。该类糖尿病包括妊娠前即已存在，但妊娠期间才诊断的和随着妊娠期而发生的两类。同时它既包括糖尿病，又包括糖耐量减低（IGT）和空腹血糖受损（IFG）等类型。

部分患者在妊娠前即已经诊断糖尿病或糖耐量减低，妊娠后持续存在或进行性加重。

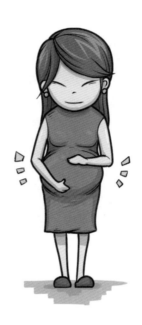

判断是否患有妊娠糖尿病的最佳方法是进行产检项目——血糖筛查，在首次产检时应明确是否存在妊娠前糖尿病，对所有可能的高危险因素孕妇，需测量空腹血糖、任意时点血糖、糖化血红蛋白（HbA1C）水平。糖尿病合并妊娠的诊断标准：

第一，妊娠前已确诊为糖尿病。

第二，妊娠前未进行过血糖筛查，但存在着糖尿病高危因素者。例如，①孕妇因素：年龄 ≥ 35 岁、肥胖、糖耐量异常、多囊卵巢综合征（PCOS）；②糖尿病家族史；③妊娠分娩史：不明原因的死胎、死产、流产、巨大胎儿、胎儿畸形和羊水过多史、妊娠糖尿病（GDM）史；④本次妊娠因素：妊娠期发生胎儿大于孕周、孕早期空腹尿糖反复阳性、羊水过多、反复外阴阴道假丝酵母菌病者。

第三，达到以下任何一项标准应诊断糖尿病合并妊娠：①空腹血糖 ≥ 7.0mmol/L；②糖化血红蛋白 ≥ 6.5%；③伴有典型的高血糖或高血糖危象症状，同时任意血糖 ≥ 11.1mmol/L，若没有明确高血糖症状，任意血糖 ≥ 11.1mmol/L，需要次日重测空腹血糖或糖化血红蛋白。

具有高危因素的孕妇在首次孕期检查时就进行筛查，无高危因素者在孕24～28周之间进行 GDM 的筛查和诊断。首次口服葡萄糖耐量试验（OGTT）正常者，必要时在妊娠晚期重复 OGTT 检测。未定期孕检的，如果首次就诊时间在孕 28 周以后，建议初次就诊时进行 75g OGTT 或空腹血糖检查。

　　孕期血糖正常值一般相对较低，空腹血糖常为 3.3～4.4mmol/L，很少超过 5.6mmol/L。在正常妊娠期中，尤其在妊娠 4 个月后，孕妇肾小管对葡萄糖的再吸收能力减低。有时血糖值在正常范围内，但由于肾排糖阈的下降而出现糖尿。在产后泌乳时，还可能发生生理性的乳糖尿。所以尿糖阳性者需要进一步作空腹血糖和糖耐量测定以明确诊断。"

　　王大婶很高兴："太谢谢您了！"

第四篇　**糖尿病的治疗**

今天是社区糖尿病自我管理同伴小组的定期交流活动日，由社区家庭医生陈医生主持活动："各位新老糖友，大家好！今天又到了我们糖尿病同伴小组定期交流的时间。在过去的几次活动中，大家分享了在日常生活中落实自我管理的经验，建立了糖尿病自我管理的信心。今天，我们邀请了社区医院的健康管理师刘医师和吴护士长参加今天的分享会，我们今天分享的主题是糖尿病的治疗，希望大家畅所欲言，积极提出问题，分享经验"。

1. 糖尿病的综合治疗原则是什么

陈医生："今天我们的分享主题是糖尿病的治疗，大家来说说，糖尿病的治疗方式有哪些呢？"

糖友李阿姨积极发言："这个我知道，糖尿病治疗可不仅仅是吃药，还要控制饮食、合理运动、减肥和改变不好的生活习惯。"

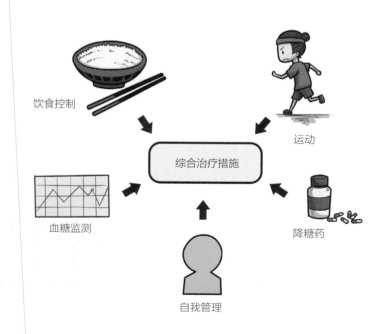

饮食控制

运动

综合治疗措施

血糖监测

降糖药

自我管理

健康管理师刘医师："对的，糖尿病的治疗是采用降糖和药物综合治疗方法。降糖治疗包括采用饮食控制、合理运动、血糖监测、糖尿病自我管理教育和降糖药物等综合性治疗措施。药物治疗包括口服降糖药物和胰岛素，在饮食和运动治疗的基础上应及时采用药物治疗。最重要一点，糖尿病患者应选择正规医院进行规范治疗。"

2. 1 型糖尿病怎样治疗

"糖尿病患者要根据所患疾病类型有针对地进行治疗。"陈医生说。

张先生问："1 型糖尿病患者需要终身使用胰岛素治疗吗？"

"1 型糖尿病患者因自身胰岛素分泌绝对缺乏，需要通过外源性胰岛素以模拟生理性胰岛素的分泌方式进行替代，以维持体内糖代谢平衡和生存。"陈医生说，"所以，1 型糖尿病患者在发病时就需要胰岛素治疗，而且需终身胰岛素替代治疗。"

3. 2 型糖尿病综合控制目标是什么

李阿姨："2 型糖尿病的治疗呢？"

健康管理师刘医师："2 型糖尿病的治疗首先要明确控制目标，大家来说说都有哪些目标呢？"

"这个我来分享，2 型糖尿病的治疗目标分为近期目标和远期目标。"资深糖友李大爷说，"糖尿病治疗的近期目标是通过控制高血糖和来消除糖尿病症状，远期目标是通过良好的代谢控制达到预防慢性并发症，提高糖尿病患者的生活质量和延长寿命的目的。"

4. 2 型糖尿病口服药物治疗的原则和分类

"李大爷说得很好！"刘医师说，"糖尿病的医学营养治疗和运动治疗是控制 2 型糖尿病高血糖的基本措施。在饮食和运动不能使血糖控制达标时应及时采用包括口服药治疗在内的药物治疗。"

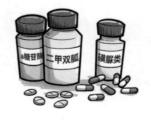

张太太说："我知道 2 型糖尿病口服药物分了两大类，一种是促胰岛素分泌，另一类是非促胰岛素分泌剂，请刘医师给我们具体说说主要有什么药吧。"

"好的"。刘医师说，"高血糖的药物治疗多基于导致人类血糖升高的两个主要病理生理改变——胰岛素抵抗和胰岛素分泌受损。口服降糖药根据作用效果的不同，可以分为促胰岛素分泌剂有磺脲类、格列奈类、DPP-4 抑制剂（二肽基肽酶 4 抑制剂），和非促胰岛素分泌剂有双胍类、TZDs（噻唑烷二酮类）、α- 糖苷酶抑制剂。我简单说说这几种药物的主要作用吧，①磺脲类和格列奈类直接刺激胰岛素分泌；②DPP-4 抑制剂（二肽基肽酶 4 抑制剂）通过减少体内 GLP-1 的分解而增加 GLP-1 浓度，从而促进胰岛素分泌；③双胍类的主要药理作用为减少肝葡萄糖的输出；④ TZDs（噻唑烷二酮类）的主要药理作用为改善胰岛素抵抗；⑤ α- 糖苷酶抑制剂的主要药理作用为延缓碳水化合物在肠道内的消化吸收。"

5. 2 型糖尿病药物可以联合治疗吗

"刚才听刘医师介绍，每一种药都能采用不同的方式来控制血糖，如果同时应用这些，会加强降糖效果吗？"张太太问。

刘医师："2 型糖尿病是一种进展性的疾病。在 2 型糖尿病的自然病程中，胰岛 B 细胞功能随着病程的延长而逐渐下降，胰岛素抵抗的程度变化不大。因此，随着 2 型糖尿病病程的进展，对外源性的血糖控制手段的依赖性逐渐增大。在临床上常常需要口服药间的联合治疗。但同一类药物的作用机制基本相似，一般不主张同一类药物合用，这不仅加大了同类药物的副作用，还有可能出现低血糖。"

6. 启动胰岛素治疗的时机

"对的，我之前调整生活方式和服用降糖药，但是血糖没有降下来，医生建议我用口服药和胰岛素的联合治疗方法。"李大爷说。

"我是吃了糖尿病药出现肚子疼、拉肚子的情况，医生也建议我用胰岛素治疗。"唐阿姨说。

陈医生："一般经过较大剂量多种口服药联合治疗后糖化血红蛋白仍大

于7.0%时，就可以考虑启动胰岛素治疗。还有出现以下几种情况，也要考虑采用胰岛素治疗：①患者无法耐受口服药物的副作用，如腹泻、食欲缺乏、腹痛等；②出现急性并发症时，酮症酸中毒、高渗性昏迷等；③出现慢性并发症时，糖尿病视网膜病变、糖尿病肾病、糖尿病周围神经病变等；④出现严重并发症时，感染、创伤、手术、应激等；⑤部分年轻的2型糖尿病患者为保护其残存胰岛功能。"

7. 如何进行胰岛素分类选择

"我现在是早晚餐前各注射一次胰岛素，医生说我这个是预混胰岛素，主要是用于控制餐后血糖的。"张太太问，"还有其他类型的胰岛素吗？"

陈医生："胰岛素有超短效、短效、中效、长效、超长效、预混胰岛素等多种剂型，不同剂型的胰岛素各有特点：超短效和短效胰岛素起效快、作用时间短，剂量调整方便，既可皮下注射，也可静脉滴注，主要用于补充餐时胰岛素以及糖尿病急性并发症的救治；中、长效胰岛素起效慢、药效持久，只能皮下注射，不可静脉滴注及急救使用，通常是与口服降糖药（或短效胰岛素）联用，用于补充基础胰岛素；预混胰岛素可同时提供基础及餐时胰岛素，主要用于以餐后血糖升高为主且尚存部分胰岛功能的2型糖尿病患者。大家要根据医生的专业指引，采用个性化的治疗方案，选择不同类型的胰岛素。"

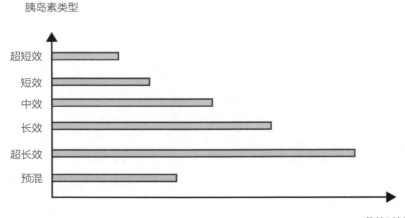

8.　如何选择胰岛素装置

唐阿姨："注射胰岛素的装置有很多，我应该怎样选呢？"

刘医师："注射器是传统的胰岛素注射装置，也是我们在平时最常见的打针装置。在目前所有的胰岛素装置中，是价格最便宜的一种，现在很多糖尿病患者都在用。但是注射器针头比较粗，有较强的疼痛感。使用注射器要求眼神好、双手灵活，因为需要手动抽取药液并且掌握好注射剂量，这对于老人则比较困难，而且外出携带不方便。

第二种装置是胰岛素笔。胰岛素笔是将胰岛素和注射装置合二为一。胰岛素储存在笔芯中，胰岛素用完后更换笔芯，笔身是一个可调节剂量的注射仪器，专门设计的一次性针头超细、超短，因此注射时引起的疼痛感非常轻微。患者使用时只需把剂量按钮调节到所需要的剂量单位，然后把针头刺入皮下组织，一按剂量按钮，即可完成注射。

还有胰岛素泵。胰岛素泵是通过一条与人体相连的软管向体内持续输注胰岛素的装置。胰岛素泵由泵、储液器和输液管组成。储液器装入泵中后，将相连的输液管前端的引导针用注针器刺入患者皮下，再由电池驱动胰岛素泵的马达将胰岛素输注到体内。

无针注射器是一种新型的胰岛素注射装置，患者注射胰岛素时不需要针头，其工作原理是使胰岛素在高压下，通过微孔以微型雾化的形式喷射至皮下，疼痛感很轻微，对于害怕针头又必须注射胰岛素的患者是一个较好的选择。但是，价格比较贵。

通过以上比较，您会发现各种胰岛素注射装置都有自身优势及劣势，在选择胰岛素注射装置时，根据自身情况，如给药方案、疾病控制情况、是否怕疼以及自身经济条件选择适宜的胰岛素注射装置。"

9.　怎样选择胰岛素注射部位

"刚才刘医师给大家分享了四种注射胰岛素的装置。现在，我来给大家说说注射胰岛素部位的选择。"吴护士长说。"注射胰岛素的部位有双上臂外侧、腹部两侧、臀部两侧和双大腿外上 1/4 等总共 8 个部位，每个部位之间应轮流注射，每个部位的两次注射位置相隔一寸左右。人体在没有运动的情况下，胰岛素的吸收速度从快到慢依次是腹部＞上臂外侧＞大腿外上 1/4 ＞

臀部两侧，运动时以腿部对胰岛素吸收速度最快。选择注射部位时要以能方便操作和安全注射为佳。"

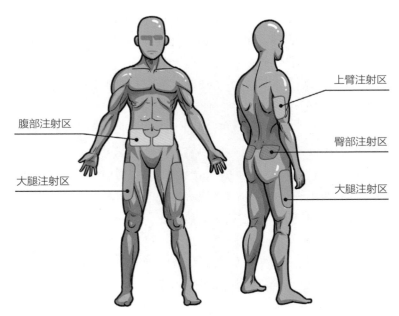

注：胰岛素注射区示意。

唐阿姨："医生说我现在注射的是短效胰岛素，最好选择腹部。"

吴护士长说："是的。如果希望胰岛素的吸收速度较缓时选择臀部，臀部注射可最大限度地降低注射至肌肉层的风险；注射中效/长效胰岛素最好选择臀部/大腿。这里给大家介绍一种已经证实有效的注射部位轮换方案：将注射部位分为四个区（大腿或臀部可等分为两个等分区域），每周使用一个区并始终按顺时针方向进行轮换。在任何一个区或等分区域内注射时，每次的注射点都应间隔至少1cm，以避免重复的组织损伤。"

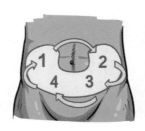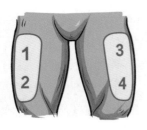

唐阿姨："医生也建议我要轮换注射部位。大家看看我的示范，左右轮换，左边一周，右边一周，部位对称轮换，左边一次，右边一次。"

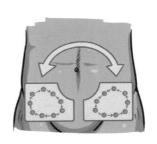

10. 胰岛素注射有哪些技术要求

吴护士长说："注射胰岛素之前要清洁双手，并在每次注射前检查注射的部位，一旦发现注射部位出现了脂肪增生（硬结）、炎症或感染，应更换注射部位；注射时，应保持注射部位的清洁，当注射部位不干净时应更换注射部位。"

刘医师："注射时胰岛素的温度应接近室温，以避免过低的温度造成注射时的不适感。注射混悬型胰岛素前，需充分混匀。"

吴护士长："胰岛素注射还需要注意以下几个方面：①注射前需排净药液和针头中的气体，注射部位皮肤应无感染、损伤、脂肪增生；②所有患者在起始胰岛素治疗时就应掌握注射部位的检查、消毒和捏皮的正确方法。在捏起皮肤侧面以90°角进针，捏皮时力度不得过大导致皮肤发白或疼痛。不能用整只手来提捏皮肤，以避免将肌肉及皮下组织一起捏起；③选择合适的进针角度。完成注射后，等待10秒再将针头拔出，然后松开皮肤；④安全规范处理针头。"

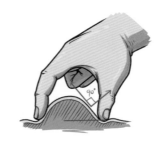

11. 胰岛素如何保存

李阿姨："胰岛素放在家里要怎样保存呢？"

"我是按照说明书的要求保存的"唐阿姨说，"正在使用的胰岛素在室温下（25～30℃）保存。还未启封的胰岛素放在冰箱冷藏室靠近冰箱门的位置保存（2～8℃）。"

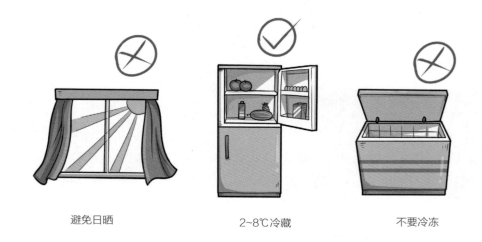

避免日晒　　　　　　　2~8℃冷藏　　　　　　　不要冷冻

李大爷说："上次我们旅游时咨询过医生，乘坐飞机旅行时，胰岛素和其他降糖药物都要装入随身携带的包中，避免冷、热及反复振荡。"

12. 糖尿病治疗有哪些误区

刘医师："今天，大家都分享了很多关于糖尿病治疗方面的知识，最后，我和大家分享五个影响糖尿病正确治疗的误区：

误区一：胰岛素会上瘾。

随着胰岛素的广泛应用，糖尿病患者开始了解并接受胰岛素治疗，但仍有不少患者认为胰岛素只要打上就会上瘾，无法停药。其实胰岛素是人体自身分泌物质，没有胰岛素就不能完成新陈代谢。

误区二：血糖控制好了就可以自行停药。

因为目前世界上还没有任何药物可以根治糖尿病，一经确诊，需终身治疗，所谓糖尿病治好了，只是将血糖控制在正常范围内。药量和种类的调整，都需要到正规医院咨询医生，不能自行停药。糖尿病患者在停药后血糖骤然升高时，容易并发糖尿病酮症，甚至出现酸中毒。

误区三：只吃药，不控制饮食。

无论采用何种治疗方法，糖尿病患者都应该规律控制饮食，食物种类、食量和时间都应尽量保持稳定，避免出现大的血糖波动，从而影响药物调整。

误区四：只吃药，不复查。

复查血糖除了可以了解病情控制情况以及临床治疗效果，也是选择药物及调整药量的重要依据。随着病程的延长，许多磺脲类降糖药物的效果逐渐降低，医学上称之为"降糖药物继发性失效"。有的患者一直吃着药，结果还是出现了并发症，原因就在于此。

误区五：只关注血糖，忽略血压、血脂。

忽略…

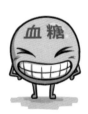
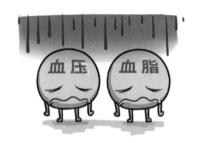

糖尿病患者除了高血糖外，往往还伴有肥胖、高血脂、高血压、高尿酸血症等多种代谢紊乱，使2型糖尿病患者并发心血管疾病的风险增加。糖尿病患者除了控制血糖，还应将血压、血脂等心血管危险因素控制在正常范围内以减少糖尿病并发症的发生和发展。"

陈医生："今天糖尿病自我管理同伴小组的交流活动非常成功，健康管理师刘医师和吴护士长就大家关心的问题作出了解答，糖友们也都积极分享了各自的经验，希望大家在今后能引导和帮助身边的其他糖尿病患者。并结伴积极参与中心组织的各类健康教育活动，相互鼓励、相互交流，形成了糖尿病自我管理的良性循环。"

第五篇　糖尿病的并发症

　　某日，张大妈拎着几袋水果去探望住院的李大姐，"李姐啊，我上次见你还挺精神的，怎么会进医院呢？"

　　"唉，这不前几天做饭的时候，突然间浑身无力，感到恶心呕吐，只能大口大口地呼吸，意识也模糊了……把我老头子吓得哟，赶忙把我送医院来了，他说我那时嘴唇都紫了呢。"

　　"可真是惊险呀！那医生怎么说？"

　　"医生说这是糖尿病的急性并发症，好在送医及时。张大妈你也不用担心，我再调养两天就可以出院了。"

　　"糖尿病并发症还有分急性慢性的？这还是第一次听说呢。"

　　于是，同为糖尿病患者的张大妈，回去后马上向自己的家庭医生了解糖尿病的相关并发症，并做了全面的身体检查。那么，糖尿病并发症究竟有什么危害？且看张大妈与王医生的对话。

1. 高血糖的急性并发症有哪些

　　张大妈："王医生，我最近总是头昏眼花，手脚乏力。上次抱孙子时手一软，差点摔了，可把我吓蒙了！这是不是糖尿病害得呀？这可怎么办哟？"

　　王医生解释说："张阿姨，您先别着急，您说的这些并不一定是糖尿病引起的，饭前低血糖、睡眠不足等多种因素都有可能导致这些症状的出现。来，喝杯水冷静一下，我来为您解释什么是糖尿病并发症吧：

　　首先，高血糖的临床表现是'三多一少'，就是多食、多尿、多饮和体重减少。糖尿病可以引起很多并发症，可造成许多重要的组织器官损害，具有很高的致残、致死性，故很危险！

　　糖尿病的并发症又可分为急性并发症和慢性并发症两种，我们先来说说急性并发症吧。

　　常见的急性并发症有这五种：糖尿病酮症酸中毒、乳酸性酸中毒、非酮症高渗性昏迷、糖尿病治疗中的低血糖，还有就是糖尿病合并感染。"

头晕乏力

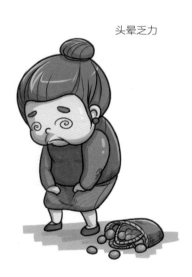

张大妈："王医生，您说的这些我都听不太懂，上次李大姐就是因为糖尿病急性并发症住院的。糖尿病急性并发症还有这么多种啊，您能跟我详细说说吗？"

王医生："大妈，您别急，让我一项一项来跟您解说，糖尿病的急性并发症来得快，需要及时进行抢救。糖尿病患者和家属都要了解这些并发症，一旦发生，需要及时到医院，在最短时间内实施抢救，把并发症的影响降到最低"。

2. 什么是糖尿病酮症酸中毒

王医生说："要了解什么是糖尿病酮症酸中毒，首先，我们需要明白什么是酮体。在严重高血糖时，体内胰岛素不足，不能利用葡萄糖而不得不动用脂肪时，身体内就会产生一些酸性物质——酮体。而当血酮体高于正常值时，会产生尿酮体。如果此时血酮体继续升高，超过机体的处理能力，就会出现酸中毒。"

"是不是因为糖尿病患者血糖急剧升高，而胰岛素又不足，才会导致身体的酮体增高？"张大妈问。

"对，就是这样！糖尿病酮症酸中毒的诱因有很多：比如感染、急性胃肠炎、自行减少或停用胰岛素、外伤、心梗或脑梗等都有可能导致其发生。"

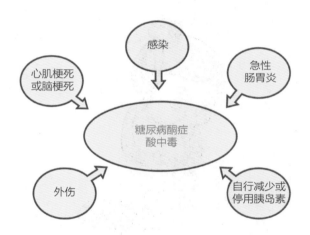

张大妈："那酮症酸中毒都有什么表现呢？"

王医生解释说："那倒不少，可以从这几个方面去看：①消化系统——食欲不振、恶心、呕吐；②呼吸系统——呼出的气体有烂苹果味，呼吸深大；③循环系统——心跳加快、脉搏细弱、血压下降、四肢发冷；④神经系统——头晕、头痛、烦躁、嗜睡、昏迷；⑤脱水症状——皮肤黏膜干燥、少尿。"

张大妈："那万一发生了酮症酸中毒，我应该怎样做啊？"

王医生："如果有擅自改变用药或有感染等诱因导致'三多一少'的症状加重，呼吸有烂苹果味，自测血糖异常高（血糖 > 14mmol/L，尤其是 > 16.7mmol/L），尿糖（++）~（+++），尿酮体阳性或强阳性，而且逐渐加重的情况，那么要及时饮淡盐水，由家人陪同，立即到医院就诊！"

"您说的糖尿病急性并发症的表现我都记住了，但是我平时需要怎样做才能预防酮症酸中毒的发生呢？"张大妈继续问道。

"大妈，您记性真好！为了预防酮症酸中毒的发生，您还需要做到以下几点：①了解酮症酸中毒的典型表现；②避免'三多一少'加重及高血糖；③ 1 型糖尿病不能随意停、减胰岛素；④ 2 型糖尿病合理用药，不随意停药；⑤加强饮食控制，不暴饮暴食，也不靠饥饿控制血糖；⑥生病期间加强血糖监测；⑦当出现感染、发热、大量出汗、持续呕吐或腹泻及自觉虚弱时，都应尽快去医院就诊，监测血、尿酮体。"

张大妈："王医生，您说的以上几点我都能做到。"

3. 什么是非酮症高渗性昏迷

王医生："那我继续跟您解释另外几种糖尿病急性并发症。接下来谈谈非酮症高渗性昏迷。"

张大妈："您说的非酮症高渗性昏迷按字面意思理解是指'并非因为酮体太多而引起的昏迷'对吧？酮体不多为什么也会引起昏迷呢？"

王医生："大妈，您说的没错，这种昏迷确实是酮体不高。但酮体不高也会引起昏迷的。

首先我们要理解什么是非酮症高渗性昏迷。它是在各种诱因作用下血糖急骤上升，发生严重的高血糖，血糖常在 33.3mmol/L 以上；出现脱水症状；严重的常有意识障碍或昏迷。"

张大妈："这种高渗性昏迷听起来也怪吓人的，那么高渗性昏迷都有些什么表现啊？"

王医生："非酮症高渗性昏迷是一种较少见的严重急性并发症，但我们也不能忽视它，它的表现主要以下几点：①血糖 > 3.3mmol/L；②尿量增多之后出现尿量减少、尿色加深；③极度的口渴；④皮肤、黏膜干燥，无汗；⑤疲乏无力；⑥视物模糊；⑦头痛、头晕、嗜睡、烦躁、昏迷。"

"听了您的解释，我明白了非酮症高渗性昏迷是因为血糖的急骤升高引起的，那么什么情况容易引起血糖急骤升高，导致发生非酮症高渗性昏迷呢？"张大妈继续问。

王医生："这种急性并发症发生的确是因为血糖的急骤升高引起的，我们在临床工作中发现在以下几种情况容易发生：①感染或创伤；②心梗、脑卒中；③失水过多或进水不足；④高糖的摄入；⑤药物不合理应用。"

"如果怀疑自己发病，该怎么办呢？"张大妈接着问。

王医生："饮淡盐水，立即到医院就诊。"

"那我们应该如何预防非酮症高渗性昏迷呢？"张大妈又问。

王医生："预防非酮症高渗性昏迷首先要积极控制糖尿病，避免高血糖，尤其是老年糖尿病患者；其次不要等明显口渴才饮水；注意避免各种感染、应急、外伤等；患者及家属应了解非酮症高渗性昏迷的诱因和表现，以做到早发现、早治疗；患者到非内分泌科就诊时，说明糖尿病病史，避免误输大量葡萄糖。"

好渴啊！我想喝水～

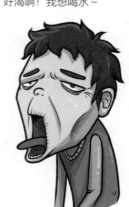

张大妈："因为血糖太高引起的非酮症高渗性昏迷的原因、表现和预防我都记住了，我还想了解其他的急性并发症。"

4. 什么是糖尿病乳酸性酸中毒

王医生："好，我们继续学习糖尿病的其他并发症。下面我跟您说说什么是糖尿病乳酸性酸中毒。"

张大妈："听名字应该是乳酸引起的中毒，对吗？"

"对，正是血液中的乳酸增加而引起的酸中毒。当葡萄糖在体内进行无氧酵解，就会产生大量乳酸，导致高乳酸血症，进一步出现血液酸碱度改变，即为乳酸酸中毒。该并发症比较少见，但死亡率很高。"

张大妈："这种并发症比较少见，是不是因为引起这种急性并发症的原因也有特殊性呢？"

王医生："可以这么说吧，造成糖尿病乳酸性中毒的诱因有很多，比如：糖尿病控制不佳，常见于服用大量双胍类药物的糖尿病患者；感染、心梗、脑梗、中风、呼吸道疾病；其他糖尿病急性并发症，酗酒、一氧化碳中毒等。"

张大妈："那我应该怎样预防糖尿病乳酸性中毒的发生呢？"

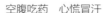

空腹吃药　心慌冒汗

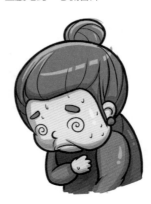

王医生强调："有几点注意事项，您记一下：①老年患者慎用双胍类药物；②肝、肾功能不全，慢性缺氧性心肺疾病患者，忌用双胍类降糖药；③若怀疑有乳酸性酸中毒时，停用双胍类药物；④使用双胍类药物者，定期检查肝肾心肺功能；⑤戒酒。"

5. 什么是糖尿病治疗中的低血糖

张大妈："我还有一个问题，我记得您刚刚好像提过糖尿病急性并发症中有低血糖，但糖尿病的表现不是血糖高吗？这又是咋回事呢？"

王医生："您有没有过因为早上起床迟了，不够时间吃早饭，但药物量并没有相应减少的情况呢？"

张大妈："这个倒是有，有时候因为要送孙子上学，早餐来不及吃，急匆匆服完药就出门了。接近中午时会感到心慌，冒汗，手脚不听使唤。"

王医生说："您这就是糖尿病治疗中的低血糖的典型症状了。这类低血糖可分为两种：反应性低血糖和药物性低血糖。

反应性低血糖是因为一些糖尿病患者在患病初期，由于胰岛素分泌高峰延迟，可在餐后 4～5 小时发生反应性低血糖。而药物性低血糖则是糖尿病患者低血糖最常见的原因，由于治疗不当引起。

低血糖常见症状有心慌、出汗、手抖，严重时可出现头痛、头晕、精神失常甚至昏迷。如果马上检测血糖 < 2.8mmol/L。"

张大妈吃惊道："这么说低血糖有时候比高血糖还可怕呀！我应该怎么预防呢？"

王医生："如果出现低血糖症状，应立刻测血糖；一旦确认为低血糖，应立刻进食糖果、水果、甜饮料或点心等含葡萄糖的物质；如若症状不能缓解，应及时到附近医院诊治，必要时要静脉注射葡萄糖。"

6. 高血糖的慢性并发症有哪些

张大妈接着问："糖尿病的急性并发症这么可怕，是不是糖尿病急性并发症一定比慢性并发症严重呢？"

王医生："急性并发症虽然可怕，但只要通过积极的抢救，就可以将痛苦降到最低，对患者的生活也不会有太大的影响，但慢性并发症却能在不知不觉中夺走患者健康的双眼、肾脏或者双足，现在我们来讲讲糖尿病的慢性并发症吧。常见的慢性并发症可分为三大类，①大血管（心脑血管）并发症：高血压、冠心病、脑卒中；②微血管并发症：糖尿病眼病、糖尿病肾病；③神经并发症：下肢麻木、发凉、疼痛等。"

7. 什么是糖尿病的心脑血管并发症

王医生继续道："我先给您讲讲什么是糖尿病的心脑血管并发症。

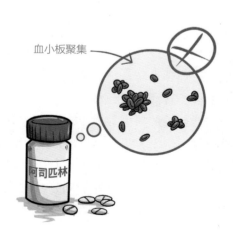

血小板聚集

心脑血管疾病是糖尿病致残、致死的主要原因，其中最主要的是冠心病、脑卒中；糖尿病患者心脑血管疾病发病率是一般人群的 2～3 倍，糖尿病合并脑血管病者高达 12.2%。"

"糖尿病的心脑血管并发症有什么特点？又该怎样预防呢？"张大妈很关注这个问题。

王医生："一般情况下，糖尿病造成的心脑血管病变更广泛、更严重。并且由于糖尿病造成的神经病变，使患者对疼痛不敏感，所以，糖尿病患者一定要重视心脏的保护，经常检查心电图等。心电图无异常时可每半年检查一次，心电图有异常或伴高血压、动脉硬化等情况，应严密观察，这样可以大大降低该并发症的发病概率。"

张大妈："那怎样预防心脑血管并发症呢？"

王医生指出："预防心脑血管并发症要保持良好的生活习惯：合理饮食，适当运动，戒烟限酒等；全面控制血糖、血压、血脂等；还可以预防性服用抗血小板聚集药物，比如阿司匹林等。"

8. 什么是糖尿病的眼部并发症

王医生："接下来我们来聊聊糖尿病的眼部并发症吧。常见的糖尿病眼部并发症有青光眼、糖尿病视网膜病变、白内障三种。糖尿病患者失明风险远高于正常人，99% 的 1 型和 60% 的 2 型糖尿病患者都会并发糖尿病眼病，而糖尿病视网膜病变是糖尿病患者失明的主要原因。"

"糖尿病眼病都有什么症状啊？"张大妈问。

王医生："糖尿病眼病主要有以下表现：①眼前有发黑的物体漂浮，如小球，蝌蚪或蜘蛛网；②眼前有闪光感；③视野缺损，即眼睛能看到的范围较以前明显缩小；④视物不清，如隔云烟；⑤视力减退，特别是夜间视力下降最明显，或近视程度加重；⑥看东西出现重影；⑦上睑下垂，眼球运动障碍。

如果有如上症状，应去医院做相关检查。但需要注意的是，糖尿病眼病早期可无症状，所以糖尿病诊断后即应定期做眼科检查。"

"那我需要做哪些检查呢？"张大妈问。

王医生："一般做视力检查、眼底检查、眼底荧光造影、测眼压这几种就可以了。无视网膜病变可每年查一次，出现视网膜病变要缩短随诊间隔。"

张大妈："如果得了糖尿病眼病该怎么办？我看见电视广告上有卖治疗白内障的眼药水，靠谱吗？"

"目前对于糖尿病视网膜病变的治疗方法有激光光凝治疗、玻璃体手术治疗、药物治疗三种。而对于白内障，有且只有手术治疗这一种途径。凡是市面上宣扬自己的产品可以免除手术治疗白内障的，切勿购买与使用！许多老年人因为恐惧手术，盲目轻信这些无良商家，导致错过手术的最佳时期，最终失明。"王医生特别强调。

张大妈："唉，我差点就让老头子去买了……"

9. 什么是糖尿病肾病

王医生指出："糖尿病肾病也是糖尿病的一个常见并发症，表现为持续白蛋白尿（微量或大量白蛋白尿），伴发高血压，最后是进行性肾功能减退，2 型糖尿病患者糖尿病肾病的发生率为 20%，其发病率仅次于心脑血管并发症。"

张大妈："那么我怎么能在早期发现自己是否有糖尿病肾病呢？"

王医生："晚期表现为尿毒症。但要注意的是，早期糖尿病肾病可没有任何自觉不适，必须通过检查尿微量白蛋白才能发现。下面给您介绍三种尿蛋白检查方法，①尿常规蛋白：阳性表示已有明显的肾病；②24 小时尿蛋白定量：对 24 小时尿蛋白总量进行检测；③尿微量白蛋白：升高表示有早期肾病。没有肾病时至少每年查一次尿微量白蛋白，已有肾病者要根据医生的要求定期查尿微量白蛋白、常规尿蛋白和肾功能。"

张大妈："如何在家留 24 小时尿？有什么注意事项吗？"

"首先准备一个清洁带盖的大容器，在早晨某一时刻（如 6：00）排尿一次，弃之不要，从第二次排尿开始至次日早晨 6：00（6：00 排出的尿液要留在容器中）所有的尿均留在容器中。将容器中的尿液混匀，用量杯量出尿的总量（或称取重量）并记录。随后取少量尿样装入洁净干燥小瓶中送到医院检测就可以了。"王医生解释道。

10. 什么是糖尿病的神经病变

王医生："最后再跟您聊聊糖尿病的神经病变，这是糖尿病慢性微血管并发症之一，也是糖尿病在神经系统发生的多种病变的总称。主要症状为下肢麻木、发凉、疼痛等，可表现为下肢疼痛难忍或毫无知觉，同时也是糖尿病足的原因之一。"

"糖尿病的神经病变除了手脚麻木、疼痛外，对身体还有什么严重的危害吗？"张大妈问。

王医生："糖尿病的神经病变的手脚麻木、疼痛只是其中的表现之一，糖尿病神经病变对身体还有许多严重的损害，比如性功能障碍，肌肉萎缩，足部坏疽，足部麻木神经痛以及因为感觉障碍导致的烫伤等。"

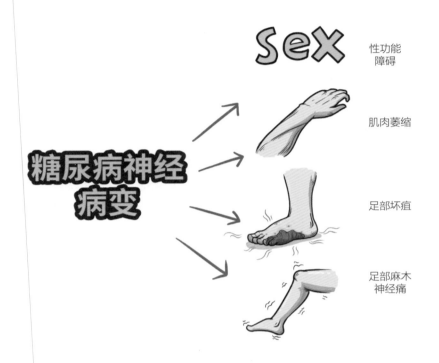

张大妈："那糖尿病神经病变只有出现症状才需要去检查和治疗吗？"

王医生："糖尿病神经病变早期可无任何症状，应早检查，早诊断，早治疗，我给您详细讲讲糖尿病神经病变一些知识，糖尿病神经病变可分为二种，各自表现如下：

（1）周围神经病变：对称性疼痛、疼痛像针刺一样、烧灼样痛、钻凿痛，常有麻木、蚁走、虫爬、发热和触电样感觉异常痛、温度觉消失、反射消失；

（2）自主神经病变：心血管系统表现为心慌、气短、直立性低血压；泌尿生殖系统表现为排尿不畅、尿流量减少、尿不尽感、尿潴留、尿失禁、勃起功能障碍；胃肠道系统表现为恶心、餐后呕吐、胃胀气、腹胀、腹泻、食欲不振、早饱。"

张大妈："常常听病友们提起的糖尿病足又是怎么回事呢？"

王医生："大家所关心的糖尿病足也是糖尿病神经病变的其中一种，其产生的原因包括糖尿病患者的下肢疼痛敏感性降低、足部肌肉萎缩、足部承重不均、出汗障碍、血流减慢等因素。"

张大妈问："那我应该怎么发现，怎么预防呀？"

王医生说："除了必要的医院检查外，我再教您两种自检方法吧。

（1）触觉检查：用棉花捻成尖状轻划足部或四肢，看自己可否感觉到；也可用大头针的钝端大头触碰足部或四肢，看是否感觉到；

（2）温度感知检查：可用冰凉的金属体触碰足部皮肤，检查足部皮肤是否感觉到冷凉；再用 37～37.5℃ 温水浸泡双手双足，是否感觉到温热。"

张大妈："那么糖尿病神经病变要如何预防呢？"

王医生："至于如何预防，首先是需要控制高血糖、高血压（血压控制目标 < 130/80mmHg），纠正血脂代谢紊乱；其次是戒烟，避免受伤（千万注意不要让自己皮肤受伤。比如洗脚时水不要太热，冬天注意保暖），每天都要检查自己全身的皮肤，特别是四肢；合理饮食，均衡营养；最后也是最重要的一点：定期筛查，糖尿病诊断后，至少每年筛查一次糖尿病周围神经病变；病程较长者，或合并有眼底病变，肾病等微血管并发症者，应该每隔 3～6 个月进行复查。"

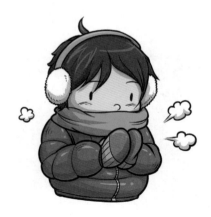

11. 什么是糖尿病心理障碍

张大妈感叹道："自从得了糖尿病后，需要终身服药治疗，平时喜欢吃的东西也只能看不能吃，真的很痛苦。"

王医生很同情："糖尿病是一种终身疾病，患者本人及家属精神上经常承受巨大的压力。所以糖尿病所造成的心理障碍也是治疗所关注的重点之一。

糖尿病心理障碍可表现为焦虑症、恐惧症、抑郁症等。当然，预防与治疗并不难，要树立战胜疾病的信心，采取积极的治疗和生活态度，严格控制血糖、血脂、血压等，正确认识自己的身体状况，建立良好的社会关系，严重时需采用合理的药物治疗。患者与家属也需保持一个积极乐观的心态，对于糖尿病及其并发症，不应过度恐惧，也不应过分轻视。多了解相关知识，注意饮食作息，定期检查，糖尿病也没有想象中的那么可怕。"

张大妈不由得感慨："没想到预防糖尿病的并发症竟然还有这么多门道。"

12. 糖尿病的并发症怎样预防

王医生："张大妈，我再给您普及一些糖尿病患者日常生活的注意事项吧，①穿舒适透气性好的鞋袜，不要穿硬鞋；②经常观察皮肤有无破损、裂口、水泡等；③让医生检查您的脚；④不要用热水袋或热宝暖脚；⑤不要用很热的水洗脚；⑥指甲不要剪得太短；⑦要洗澡或洗脚时，最好让家人先试一下水温；⑧冬天注意保暖，尤其是双手双脚；⑨睡前检查身体，尤其是四肢，有无损伤或感染；⑩穿鞋时检查鞋内有无异物，不穿拖鞋、高跟鞋；⑪不穿紧身衣、紧身裤袜；⑫常有胃胀消化不良者，应少量多餐；⑬有直立性低血压者起床或站立时要动作缓慢，避免猛起身、猛站立。"

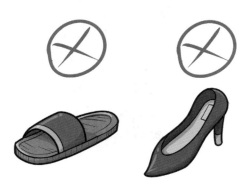

张大妈："嗯，我一定按照您说的去做，做到防患于未然。"

王医生："好！大妈，既然您对糖尿病知识这么感兴趣，我这里还有一些其他需要经常测量、检查的项目，您记一下。

（1）快速计算标准体重的方法：标准体重 = 身高（cm）－ 105，在标准体重的 ± 10% 范围内都是正常的；

（2）精确计算标准体重的方法：体重指数（BMI）= 体重（kg）/ 身高的平方（m^2），自我体重监测时判断如下：

体重指数	判断标准
< 18.5	体重不足
18.5 ～ 23.9	体重正常
24 ～ 27.9	超重
28 ～ 32	肥胖
> 32	重度肥胖

（3）关注腰围："腰带越长，寿命越短"，腰围越长，越容易并发心脑血管疾病，所以，要经常量腰围。腰围的控制标准：男 85cm 以下，女 80cm 以下。

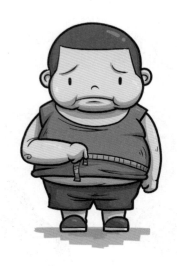

总之，预防重于一切。定期监测血糖；遵医嘱服药，不得擅自停用或改变用量；糖尿病症状加重、乏力、头晕、意识模糊时均应警惕糖尿病急性并发症；有感染、腹泻、创伤、心梗、脑梗等疾病时积极治疗这些疾病。

大妈，我再教您一段顺口溜，方便记忆：远离失明查眼底，远离肾衰尿蛋白，远离心梗心电图，远离截肢爱护足，远离中风重轻症。"

张大妈笑道："我全都记下来啦！我回去可要对一起跳广场舞的姐妹们科普，今天真是太长见识了！"

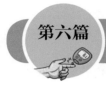

第六篇　糖尿病的日常护理

王大叔最近老是忧心忡忡的，为什么呢？原来刚被确诊为糖尿病，有人告诉他糖尿病就是血糖比平常人高，没什么可怕的；也有人告诉他糖尿病很恐怖，稍不留神就有可能引起并发症，像糖尿病足、白内障、动脉粥样硬化、肾小球硬化症等等都是很可怕的并发症……不同的声音，让王大叔不知如何是好，最后在家人的劝说下还是决定听从医生的建议。这不，周末一大早就跑去找糖尿病专科陈医生，详细了解糖尿病的日常护理……

1. 如何学会自我护理，做一名"学习型患者"

对于大多数糖尿病患者来说，家就是他们长期的"战场"。在这个"战场"上，远离医生护士的看护，糖尿病患者只有学会日常生活中的自我护理，掌握吃药规律，懂得血糖监测技巧，让自己成为一名"学习型患者"，才能在这个"战场"上常胜不败。

（1）学会正确监测血糖，懂得各项检查数值的意义：监测血糖是每个糖尿病患者的必修课。有价值的血糖值不仅让我们对自己的血糖水平有一个直观的了解，也可以为自己的主治医生在诊断和调整用药方案时提供第一手资料。相信不少患者家里都有一台血糖仪，而且都知道怎么使用。但是，监测血糖并不像大家想得那么简单，而是需要遵循一定的医学规范，患者必须认真学习血糖仪的操作技巧。

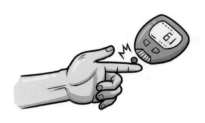

此外，糖尿病患者还需要了解各项检查数值的意义，如果不懂数值的意义，那么它们就只是一堆毫无价值的数字。

（2）多向医生咨询：在这个信息化时代，相信大家轻轻松松就可以从网络上获取糖尿病防治知识，但由于监管缺失，网络传播的信息鱼龙混杂，而缺乏医学专业知识的糖尿病患者无法判断信息的真伪，容易被误导。相比之下，从医生身上获取相关知识的可信度更高。所以患者要把握住每一次就诊机会，平时在控制血糖的过程中多思考，把问题集中起来，在就诊的时候一起向医生询问，以便获取更准确信息。

（3）做好自己的保健师：在漫长的抗糖过程中，相信很多患者都有过疑惑，不知道自己该吃什么，不该吃什么，该吃的又可以吃多少，也不清楚该选择什么样的运动，运动量多少合适？虽然书本或医生都会给出建议，但是每个人的身体情况不一样，饮食、生活习惯也不一样，每个人都不可能照本宣科地进行饮食控制和运动调理。这时候，我们可以通过自学营养知识、运动理论，借助血糖监测，找到适合自己的饮食、运动和生活方式，成为自己的保健师。

（4）寻找同伴，携手前行：只要细心观察一下，就会发现身边患糖尿病的亲戚、朋友一定为数不少。大家可以结成互助小组，经常在一起探讨病情，一起交流血糖控制心得，这样对自己的病情控制以及压力释放会有很大帮助。糖尿病患者还可以主动寻求诸如"糖尿病之家""甜蜜之友"等这些公益组织，一来可以学习糖尿病防治知识，二来可以交流自己的糖尿病历程、治疗心得，再者还可以结识一群有着共同经历的朋友，在漫长的抗糖路上携手同行。

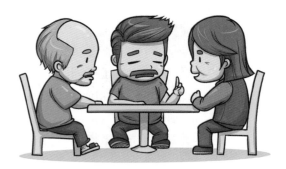

2. 如何自我监测血糖

（1）了解自我监测血糖的目的：自我监测血糖，一是随时了解自己生活和工作中的血糖波动水平，评估自己血糖控制的优劣，预防发生并发症；二是以血糖为尺度，随时掌握自己饮食、运动和药物的控制情况，并根据血糖水平积极调整治疗方案。

（2）认识不同时段血糖监测的意义

1）空腹血糖：指在隔夜空腹（至少 8～10 小时未进任何食物，饮水除外）后，早餐前血糖水平。可反映人体胰岛素的基础分泌功能，是最常用的检测指标。

2）餐前血糖：指午餐和晚餐前测定的血糖。反映胰岛 B 细胞分泌功能的持续性，主要用于治疗中的病情监测。

3）餐后 2 小时血糖：从吃第一口饭开始，2 小时后测得的血糖水平。可较好地反映进食对血糖的影响，间接反映胰岛 B 细胞的储备功能。

4）睡前血糖：指晚上睡觉前所测血糖。反映胰岛 B 细胞对进食晚餐后血糖的控制能力，是指导夜间用药或注射胰岛素剂量的依据。

5）凌晨血糖：指凌晨 2～4 点的血糖。适用于经治疗血糖已接近达标，但空腹血糖仍高者，或疑有夜间低血糖者，可帮助诊断空腹高血糖出现的原因。

6）随机血糖：除以上指定血糖监测时间外的任意时间血糖。出现低血糖症状时、开车驾驶前、剧烈运动前后、感冒发热、情绪波动等情况时都要及时加测随机血糖，随时捕捉特殊情况下的血糖变化。

（3）根据病情选择恰当的监测方案：血糖监测方案因人而异。一般地讲，对血糖控制不好的 1 型患者以及胰岛功能非常差、需要胰岛素强化治疗的 2 型患者应监测全天（三餐前后及睡前，共七次）的血糖，以了解全天的血糖波动情况。血糖控制稳定的患者，可以半个月到一个月监测一次全天血糖。血糖波动较大或正在调整药物的患者，应连续几天监测全天血糖。此外，患者在增加新的食物时，可以通过监测进食此食物前后的血糖水平判断该食物对自己血糖的影响，通过运动前后监测血糖可以帮助自己了解运动项目和运动量对自己血糖的影响。

（4）做好血糖监测记录：良好的血糖监测记录不仅可以帮助糖尿病患者科学、有效管理血糖，还可以为医生调整治疗方案提供有力依据。记录内容应包括：血糖监测的时间、血糖值、饮食摄取量及进食时间、运动量及运动时间、用药量与用药时间、胰岛素量与注射时间，以及有参考价值的事件，如感冒、腹泻、旅游、比赛等。

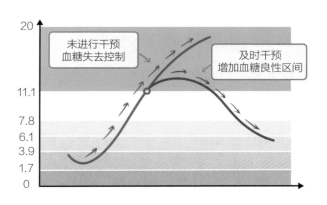

3. 如何选择血糖仪

（1）选择正规厂家：血糖仪需要搭配试纸使用，而试纸有保质期，需要一批一批购买，而且不同厂家的试纸不能兼容，因此我们应该选择正规厂家的产品，这样不但有良好的售后服务，也能保证试纸长期供应。

（2）看精确度：选购时要查看血糖仪说明书上的评估报告，看精确度是否符合国家标准。事实上，不论是家用还是医院的血糖仪器，测出的血糖值不会每次都一样的。世界卫生组织的多项数据表明，血糖仪的测试误差在20%以内，均不会影响到患者的治疗方案。而误差值在 ±10% 以内的血糖仪的精确度是非常高的。

（3）看性能：血糖仪种类繁多，就像选鞋一样，用起来顺手的才是适合自己的。所以我们要着重看其性能，如测试模式是否简便，校正是否方便，采血针使用是否便利，需血量的多少，机器读数的时间长短，显示屏的大小与清晰度，电池的更换方便与否，机器是否美观等等。

（4）看个性化设置：可以根据患者的个性化需求选择适合自己的血糖仪。如：视力不佳者可选择屏幕大、数字易辨认或者可以用声音报告测定值的血糖仪；老年人可选择操作简单、容易读取的产品，年轻人可以选择功能强大、带大数据分析的产品；工作繁忙者、健忘者可选择有"记忆"功能的血糖仪。

（5）看价格：选择自己能接受的价位的产品，既不要贪图便宜忽略质量，也没必要"迷信"贵的才是好的，很多昂贵的机型一般附加了很多功能，未必都实用。

4. 使用血糖仪的注意事项有哪些

（1）采血过程正确：采血前可先用温水或中性肥皂洗净双手，使用酒精（不能用含碘消毒液）消毒手指，待干，让采血部位手臂自然下垂片刻，随后用采血笔在指端两侧部分采血（手指两侧的神经末梢分布少，痛感较轻）。取血时不能过分挤压手指，也不能反复挤压，以免挤出组织液与血液相混，导致血糖测试值偏低。

（2）血糖仪操作无误：将试纸插入血糖仪，勿触摸试纸条的测试区和吸血区，显示屏出现滴血符号闪烁时，将试纸条吸血处与血滴轻触，一次性吸取足量的血样量。如果血量不够，应重新采血，不要追加滴血，否则会导致测试结果不准确，除非是有续血功能的血糖仪。

（3）保存得当：血糖仪和试纸应置于温度 10～40℃、湿度 85% 以下的阴凉、干燥环境中。避免将血糖仪存放在电磁场如移动电话、微波炉等附近。避免将试纸在空气中暴露过久，从瓶中取出的试纸应立即使用，并随即盖紧瓶盖。另外，试纸保质期较短，应密切关注，一旦过期应废弃。

（4）按要求校正：出现以下情况时需要对血糖仪进行校正：①第一次使用新血糖仪；②更换新一批试纸条；③怀疑血糖仪或试纸条出现问题；④测试结果未能反映出自己感觉的身体状况；⑤血糖仪被摔后。

（5）禁止反复使用采血针：血糖检测完毕后，应立即将使用过的采血针妥当弃置，不能反复使用。因为采血针反复使用，会因为针尖变钝而增加疼痛感，影响采血，更值得注意的是，使用过的采血针上容易滋生细菌，会直接危害健康。

5. 胰岛素使用注意事项有哪些

（1）把握给药时间：短效胰岛素须在饭前半小时注射，中、长效胰岛素须在饭前 40～60 分钟注射。短效胰岛素 3～4 次/日，中效胰岛素 2 次/日，长效胰岛素 1 次/日。紧急情况下，仅普通胰岛素可静脉给药。

（2）选择注射部位：采用皮下注射法，适合注射的部位依据吸收由快及慢的次序是：腹部、大腿外侧、上臂外侧和臀部外上侧。一般情况下，短效胰岛素最好注射在腹部，中、长效胰岛素最好注射在大腿或臀部，而上臂不作为推荐的注射部位。注射部位应遵循轮换规则，交替使用，同一部位注射最好间隔1个月以上。

（3）查看注射前注意事项：检查胰岛素是否变色、结晶或絮状物；检查注射部位是否存在皮下脂肪增生、炎症、水肿、溃疡或感染；使用预混胰岛素时，应来回摇晃10次以上，直到出现均匀的白色混悬液为止；自制混合胰岛素时，应先抽吸短效胰岛素，再抽吸长效胰岛素，然后混匀，切不可逆向操作。

（4）查看注射时注意事项：根据患者的体型、注射部位皮肤厚度及针头长度，判断注射角度及是否需要采用捏皮注射；使用注射器注射时，应先重复向上排出空气直至有胰岛素液从针头溢出；如使用胰岛素注射笔，应在拔出针头前至少停留10秒，确保药物全部被注入体内；若单次注射剂量大于40U，应分两次注射。

（5）查看注射后注意事项：使用后的注射器或注射笔用针头属于医疗污染锐器，应将其针头盖帽，或放于加盖的硬壳容器中，避免伤及他人；妥善存放胰岛素。

（6）不良反应的观察和处理：①低血糖反应：与剂量过大和/或饮食减少有关，根据病情及时进食糖果、含糖饮料或静注50%葡萄糖液即可缓解；②胰岛素过敏：表现为注射部位瘙痒、荨麻疹样皮疹，更换胰岛素制剂种类，使用抗过敏治疗可缓解，严重者需酌情中断胰岛素治疗；③注射部位皮下脂肪萎缩或增生：停止该部位注射后可自行缓慢恢复。

6. 胰岛素保存注意事项有哪些

（1）未开封胰岛素的保存：应存放在2~8℃冰箱中。切记不要把胰岛素放在冰箱的冷冻层，即使0℃的保鲜冷冻层也不行，因为低于2℃时，胰岛素开始出现结晶，失去生物学效应，即使解冻，也不能恢复其生物学效应。冷藏下的胰岛素可以保存至有效期，过期应废弃。

（2）已开封胰岛素的保存：开封后的胰岛素不能放回冰箱保存，应存放在室温（25℃）、干燥、避光处。远离诸如热饮、电脑、电风筒等正在散发热量的热源。注明开封时间，务必在 4 周内用完，超过 4 周应废弃。

（3）注射前胰岛素的存放：为减少注射时的疼痛，胰岛素应提前从冰箱拿出，在室温处放置 30 ~ 60 分钟再注射。

（4）旅途中注意事项：旅游出差时，因条件限制没有冰箱，胰岛素可以存放在胰岛素冷藏盒中，或者放在阴暗、凉爽而且避光的地方；乘坐飞机时，不能把胰岛素放在行李中托运，因为托运温度常在冰点以下；乘坐汽车时，不能把装胰岛素的包放在汽车的散热器或者后备厢中。

7. 药物治疗知多少

（1）切忌自行用药：老李已有 30 多年的糖尿病史，自认为是资深糖友。近期，他女儿也检查出糖尿病，他觉得自己的用药经验很丰富，可以抵得上半个医生了，女儿没必要这么麻烦跑去医院找医生开药，直接让女儿吃自认为疗效佳、副作用小的二甲双胍。一年过去了，女儿的血糖是有所改善，但仍处于较高水平，同时出现血压骤升的情况。到医院专科门诊检查才知道，老李女儿有慢性肾炎，而二甲双胍是禁用于肾功能损害的。

老李和他女儿没有经过医生的诊断，自行服用降糖药，这是非常错误的做法。因为每个人的身体素质和患病情况不同，对药物的代谢情况也不同，像老李他女儿这样乱用药不仅治疗效果甚微，还有可能伤害身体，为以后治疗埋下隐患。所以，一旦被确诊为糖尿病，我们一定要在医生的指导下服药，切忌自行用药。

（2）调整用药需遵医嘱：许多患者特别是病史较长的患者往往会认为很了解自己的病情，走进了自我监测血糖的误区，常常会根据测得的血糖高低，自行调整用药种类及用量。其实，这种做法跟老李的做法一样危险。因为患者缺乏糖尿病治疗方面的专业知识，对调整用量把握不准，容易引起血糖波动。另外，血糖受饮食、运动、情绪和生理状况等多方面的影响，某一次测得的血糖值仅仅是某一次的即刻血糖值，不能反映一天或一段时间内的血糖波动情况，患者缺少专业判断，往往根据某一次的血糖值进行药物调整，危害极大。所以一旦涉及用药，大家还是需要遵医嘱。

（3）服药时间需恰当：目前口服降糖药种类较多，每种药物的作用机制不同，服用时间也不同，如磺脲类药物（如达美康）需在饭前服用，α- 糖苷酶类药物需与第一口饭同时服用，双胍类药物可在进餐时或饭后服用。因此，患者一定要按照说明书或者医嘱合理用药，不能随意更改服药时间。否则，不仅达不到应有的降糖效果，还有可能导致低血糖的发生。如果患者容易忘记服药时间，可以用便签或者设置闹钟的方式提醒自己。

（4）正确处理漏服：如果偶尔漏服药物，应该考虑当时的具体情况，再酌情处理。一般应遵循两个原则：一是所服降糖药的类型，二是发现漏服的时间。例如，本应餐前服用的磺脲类药物，吃完饭才想起来药还没吃，此时可以抓紧时间补服，也可临时改服快速起效的降糖药；但如果已到了快吃下顿饭的时候才想起来，这时肚子已空，如果补服或者和下顿饭前的药物一起服用，有可能由于药物作用太强而引起低血糖。因此，患者一定要花时间了解自己所服降糖药的漏服处理办法，以免忙中出乱，引起血糖波动。

8. 出游需要做什么准备

"世界这么大，我想去看看"这不仅是普通人的愿望，也是糖尿病患者的心声。一场美妙的旅行，不仅能开阔眼界，而且能愉悦身心，还能强身健体，但是糖尿病患者老是担心自己旅途中用药不及时，饮食、休息不规律，或者出现突发状况，导致糖尿病病情加重，所以只能"心动，身不敢动"。其实只要在出游前做好充足的准备，旅游中做好自我保健工作，糖尿病患者一样可以来一场说走就走的旅行。

（1）进行身体状况评估：糖尿病患者出行前应该去医院进行身体状况评估，检查血糖、尿酮体、血压、血脂以及心脏、肾脏、眼底、足部皮肤等方面的状况。如果检查不理想，存在活动性心绞痛、眼底出血、足部皮肤溃烂、破损等情况，必须暂停出行计划，把病情控制到理想状态再出行。

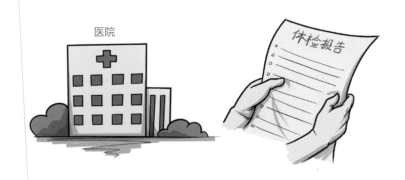

（2）备好必要物资：①备齐药物：降糖药或者胰岛素及其注射用工具是糖尿病患者出行前最重要的药物准备，为防止塞车、计划改变等原因导致旅途延长，应多准备一些，最好是计划旅程的两倍以上。除此之外，血糖检测仪也别忘了，感冒药、止泻药、跌打损伤药等常用药也应该备齐。患者还可以自制一份病历卡，简单记录自己的病史、有无并发症或其他疾病、使用药物的种类和剂量等信息，以便发生意外时帮助医生快速诊治；②备好食物：为保证旅游途中能够按时饮食，糖尿病患者可以事先准备一些容易携带和保存的糖尿病食物，诸如燕麦面包、燕麦饼干、牛奶、花生、板栗、苹果、梨等食物。为防止旅途中发生低血糖，还应该随身携带糖块、饼干、巧克力等甜食以备急用。准备充足的水也很重要，一是保证水分的补充，二是方便服药时饮用。

（3）旅途中做好自我管理：①按时吃药或注射胰岛素：糖尿病患者可以每天晚上先将第二天的药或胰岛素准备好，并做好记号，随身携带。如果担心忘记时间，可设置闹钟，提醒自己；②规律饮食：旅行途中尤其要注重饮食健康，一定要三餐定时，注重营养均衡，少吃热量高、糖分多的食物，多吃高纤维含量食物；③定时检查血糖：旅行途中，患者的饮食、生活和睡眠都与平常大不相同，血糖容易波动，因此定时监测血糖对旅行中的用药非常重要；④注意休息：糖尿病患者还要提前安排好每天行程，保证充足睡眠，避免休息不足，太过疲惫。

9. 如何做好足部护理

糖尿病足是最常见也是危害最大的并发症之一。有资料显示，糖尿病患者截肢率比非糖尿病患者高十倍以上，而在所有非创伤性截肢中，糖尿病足所致的占 50% 以上。这个数据令人震惊，不过，糖尿病患者也不必过于担心，我们只要做好足部护理工作，避免足部损伤，一样可以拥有一双健康的脚。

（1）坚持温水泡脚：泡脚可以有效促进足部血液循环，坚持每天用40℃左右的温水泡脚（切记：脚部温热感觉较差，应用手背或者温度计测试水温），10～20分钟即可。泡完后，及时用干毛巾擦干脚部尤其是趾缝间的水份，然后适当涂抹护脚霜。

（2）坚持自我足部检查：养成每天检查双足的习惯。检查内容包括足部皮肤的温度、色泽，有无鸡眼、嵌甲、胼胝、水泡、皲裂、破损、浸渍发白等异常。一旦发现以上问题应及时处理，千万不要不理或者自己盲目处理，去医院就诊是最好的选择。

（3）选择合适的鞋袜：患者应选择鞋尖比较宽大，鞋跟平稳，鞋底厚软，鞋型舒适的鞋，不建议穿露趾的鞋；选择吸水性好、透气、松软的纯羊毛或棉质袜子，坚持每天更换。

（4）及时处理足部外伤：对于足部小水泡、小面积的损伤，患者可以用中性肥皂水和温水彻底清洗后，用无菌纱布进行包扎。若伤口在 2～3 天内无愈合或局部出现红、肿、热、痛等症状，应尽早就医。

（5）其他注意事项：冬天不要使用热水袋、电热毯或直接烧火取暖，以免烫伤；尽量避免赤脚穿鞋，更不能赤脚走路，每次穿鞋前需仔细检查鞋子里是否有异物。

10. 如何做好眼部护理

作为人体最为脆弱的器官，眼睛很容易受到糖尿病的累及。但由于糖尿病眼部病变早期，症状不明显，患者容易忽视，当疾病进一步发展，出现视力急剧下降再就诊时，往往出现不可逆损伤，严重者面临失明的危险。所以患者应该树立危机意识，在日常生活中注重眼睛护理，让自己保有一双明亮的眼睛。

（1）避免疲劳用眼：正确的用眼习惯是眼睛护理的重要内容。用眼超过40 分钟，就应该适当休息，可以眺望一下远处，或者闭眼休息。每天坚持做眼保健操、瞬目运动也有助于缓解眼部疲劳。

（2）外出要保护好眼睛：眼睛受到紫外线的侵袭，不但眼周皮肤会老化，对视力也有一定影响。因此在强阳光下活动时，尤其是夏天或紫外线比较强的海边、高山，必须戴上防护眼镜。

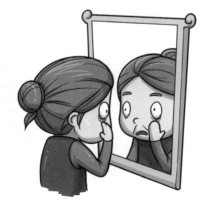

（3）注意眼部卫生：手上的细菌非常多，应避免用脏手揉擦眼睛。如果眼睛不舒服，可以先把手洗干净，然后闭上眼睛，再轻轻揉一揉。一旦发现眼部炎症，应及时抗感染治疗。

（4）出现不适应及时就医：当眼睛出现容易疲劳，视物模糊，视野变窄，眼睛突然从远视变为近视，或近视程度加深，看东西出现重影时，应考虑出现糖尿病眼部病变，尽快到医院诊治。

（5）定期检查：糖尿病患者很容易出现视网膜病变，尤其是病程超过10年的患者，所以定期进行眼科检查很重要。糖尿病诊断之初应对眼睛做一次全面检查，以后每半年复查一次。

11. 如何做好皮肤护理

皮肤是人体最大的器官，它直接裸露在身体表面，容易受到物理性、机械性和病原微生物的侵袭。正常人的皮肤具有一定的防御能力，而糖尿病患者的高血糖环境使得皮肤变得脆弱，一旦破损后，不仅愈合能力差，还容易继发感染，而皮肤感染又将影响血糖控制，加重病情。因此，我们必须做好皮肤的日常护理工作，保护好自己的皮肤。

（1）保护皮肤不要被曝晒：强烈的阳光会灼伤皮肤，当需要到强阳光下活动时，患者应做好防晒措施，比如涂适量防晒霜、穿有遮阳效果的衣服、戴帽子等。

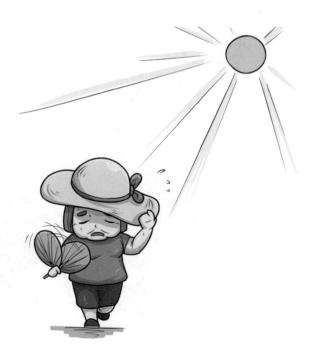

（2）养成良好的卫生习惯：勤洗澡，勤换衣，勤修指甲。保持居住环境通风、干燥、洁净。

（3）保持干燥皮肤湿润，潮湿皮肤干燥：糖尿病患者容易出现皮肤瘙痒问题，常常因挠抓而出现皮肤破损，而皮肤干燥者更容易出现这个问题。因此，糖尿病患者应保持自己的皮肤湿润，多喝水，适当涂润肤乳，避免用过热的水洗澡。然而腹股沟、腋窝和乳房褶皱等皮肤褶皱处则因为潮湿特别容易滋生细菌，洗澡后可涂抹适量爽身粉使其保持干燥。

（4）避免烫伤：糖尿病患者常合并周围神经病变，温热感觉较差，应避免使用过热的水、热水袋、电热裤等，以免烫伤。

（5）经常检查皮肤情况：经常观察皮肤，尤其是双脚、趾（指）缝、趾（指）甲周围等部位的皮肤，是否有红肿、破损、抓痕、老茧及水泡等情况发生，一旦发现，应及时处理。

（6）妥善处理皮肤伤口：出现皮肤破损后，用中性肥皂水和温水清洗小伤口，用无菌纱布包扎，不要用含有灭菌成分的药剂处理伤口，如碘酒、酒精等，以免刺激伤口，可以用含抗生素的药膏涂抹伤口，但应用的时间不宜太长。如果伤口出现红肿、发热、渗出或疼痛，应立即就医。

12. 如何做好口腔护理

糖尿病会影响口腔健康吗？答案是肯定的。糖尿病与口腔疾病密切相关，血糖控制不好，各种口腔疾病比如龋齿、牙周炎、牙龈炎等容易复发，甚至难以痊愈，而口腔疾病也会导致糖尿病病情的加重。因此，糖尿病患者日常要关注口腔健康，做好口腔护理。

（1）保持口腔清洁：每天坚持刷牙和漱口是保持口腔清洁最简单有效的办法。所以只要还有牙齿未脱落，患者就必须做到早晚刷牙，饭后漱口；牙齿全部脱落者，也要坚持每天早晚漱口。

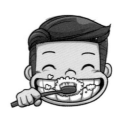

（2）正确使用牙刷：选用刷毛柔软且末端圆钝的牙刷，刷牙时不能用力过大，以免造成牙龈破损。牙刷应保持清洁、干燥，最好每月更换 1 次。

（3）妥善处理塞牙问题：食物塞牙时，应用牙线或牙间隙刷进行清洁，动作要轻柔。若剔牙力道过重，或使用牙签，容易引起牙龈损伤、牙乳头萎缩，由于患者损伤的牙龈愈合能力较差，可能引发更严重的感染。

（4）多留意口腔问题：若口腔内出现溃疡、白膜、红斑、牙周炎等问题一定要及时就诊。

（5）定期做检查：尽早发现和诊治口腔问题是遏制口腔问题恶化的有效手段，但是很多早期的口腔问题，像牙龈萎缩、牙结石、龋齿等，必须依赖医生临床检查和专业器械才能发现。因此糖尿病患者应每半年去口腔专科检查一次。

13. 如何做好低血糖护理

很多人觉得糖尿病不就是因为血糖高需要控制血糖吗？怎么会出现低血糖呢？没错，糖尿病患者也会出现低血糖反应，一旦延误诊治或处置不当可导致严重的不良反应，甚至危及生命。因此我们一方面要了解低血糖发生的原因，防患于未然，另一方面我们还要学会低血糖的紧急护理，把低血糖的危害减到最低。

（1）加强防范意识，预防低血糖发生：降糖药使用不当、误用影响糖代谢的药物、进食不规则、过量运动、肝肾功能不全都有可能引起低血糖的发生，我们在日常生活中必须严加防范。患者一定要合理使用胰岛素和口服降糖药，不能随意加大用量。养成良好的生活习惯，一日三餐按时进食，保持每餐稳定的进食量。运动适量，尽量避免剧烈运动，如果运动量增加应及时加餐或酌情减少胰岛素用量。加之并发症，需要多药并服时，一定要在医生的指导下进行服用。

（2）掌握低血糖症状，密切观察病情：典型的低血糖症状有出汗、无力、烦躁、心慌、饥饿、手颤和面色苍白等自主神经症状。如果低血糖症状长期得不到缓解，患者将出现精神不集中、思维和语言迟钝、头晕、嗜睡、躁动、易怒、行为怪异等精神症状，严重者可出现惊厥、昏迷甚至死亡。老年患者发生低血糖时可无明显症状而迅速进入昏迷状态。夜间发生低血糖容易被忽视，患者和家属都应该警惕，以免延误诊治。

（3）出现低血糖反应的家庭护理：对于低血糖反应来说，快速补充葡萄糖是关键。如果患者症状较轻，凡是糖类食物都可以补充，如糖水、方糖、饼干、果汁、蜂蜜、巧克力等，如果症状较重但可以自行进食，应选择流质甜食，如糖水、饮料，如果出现意识障碍、昏迷等严重症状时，则需静脉推注葡萄糖。需要提醒的是，如果家属不具备静脉注射的操作能力，则应尽快送患者去医院，不能盲目喂食，因为昏迷状态下喂食，患者很容易把食物吸入肺中，引起吸入性肺炎或肺不张。

14. 如何做好冬天防护

每年冬天一来临，糖尿病患者和家人就开始犯愁了，医院的内分泌科医生也比往常更加忙碌，为什么呢？原来，在冬季，受天气、饮食和运动等各方面的影响，患者的血糖比其他季节更容易出现波动，并发症发生概率也远远高于其他季节，到医院就诊的患者数量也陡升。因此，为了度过一个安静祥和的冬天，糖尿病患者不仅要加强血糖监测，还要做好自我保健。

（1）注意保暖：寒冷的天气可使体内儿茶酚胺物质分泌增加，进一步引起患者的血糖、血压升高，促使血栓形成，从而诱发脑出血、心肌梗死等严重疾病。此外，糖尿病患者的抵抗力普遍较低，尤其是老年人，很容易受凉感冒。因此，糖尿病患者一定要做好自我保暖工作，适时添衣，避免在大风、大雨等恶劣天气出行。

（2）控制饮食：寒冷的冬天容易让人食欲大增，再加上适逢春节前后，各色美味佳肴常常让糖尿病患者不能自已，总是忍不住想多吃几口，多喝一点。在这种情况下，糖尿病患者必须养成饮食自律的习惯，把控制饮食当作铁律融进自己的骨子里，时时刻刻不忘控制饮食。如果因饮食不规律引起血糖波动，患者应积极就医，在医生指导下合理分配餐次、膳食种类和数量。

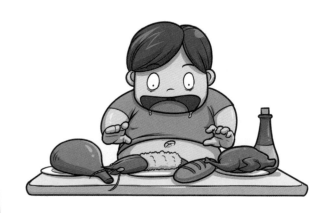

（3）适当运动：运动是控制血糖的一大法宝，即便是寒冷的冬天也不能懈怠。但是冬天运动要把握以下几点：①运动时间不能太早也不能太晚，一是光线不好，容易受伤，二是早晚温度较低，容易冻伤；②运动时间不能过长，要量力而行；③灵活锻炼方式。在天气不好的时候选择室内运动一样可以达到效果，比如在室内打太极拳、练瑜伽、爬楼梯，都可以达到锻炼效果。

（4）预防感冒：冬天是感冒多发季节，再加上糖尿病患者尤其是年长者自身抵抗力较低，很容易发生感冒。而糖尿病患者发生感冒不仅不容易痊愈，还容易引起血糖波动，病情恶化。因此，患者一定要严加防范，平时多喝水、多吃维生素 C 含量高的水果、注意保暖、适当运动。

15. 如何做好心理护理

的确，很多糖尿病患者在抗糖过程中会产生诸多心理问题。比如，有的患者在诊断初期往往不能接受得了糖尿病这一事实，持否认和怀疑的态度；也有的患者觉得得了糖尿病后，饮食、生活受到极大限制，感觉被剥夺了享受生活的权利和自由，极度悲愤；更有患者因为血糖控制不理想、出现并发症，对治疗失去信心，认为自己无药可医，悲观失望，甚至出现自杀倾向。然而，专家指出患者的心理问题非常不利于血糖的控制。因为血糖和负面情绪互相影响，负面情绪引起血糖升高，而血糖升高进一步导致情绪恶化，如此进入恶性循环。因此，糖尿病患者必须调整心态，保持四颗"心"，减少消极情绪发生、避免血糖波动，有效控制病情。

（1）保持一颗"平常心"：患者应正视自己患上糖尿病这个事实，既不要讳疾忌医，也不要一味悲观失望。要知道，糖尿病是目前世界最流行的慢性病之一，据最新数据显示，目前世界上有糖尿病患者 4.25 亿，而我国就有1.14 亿。而且医学界一直在对糖尿病防治手段进行不懈的研究，各种有效的新疗法不断涌现，我们国家同样对糖尿病诊治非常重视，卫生健康部门不断更新糖尿病防治指南，帮助医生更规范地诊治糖尿病。其实，只要治疗得当，把血糖控制在理想范围内，保持一颗与正常人无差别的"平常心"，糖尿病患者一样可以享受丰富多彩的人生。

（2）保持一颗"年轻之心"：很多糖尿病患者由于年事已高，加上糖尿病病情的影响，对什么事情都不感兴趣，陷入一种力不从心的困境中。其实，这是血糖控制的一大忌，我们不仅要顺应自然规律，更要保持一颗年轻的心。年轻是活力的代名词，喜欢唱歌跳舞的患者可以加入老年歌舞团，喜欢烹饪的可以学习烹饪，喜欢读书的可以上老年大学；遇到开心的事，可以哈哈大笑，遇到不开心的事，可以号啕大哭。只要保持心理年龄的年轻，患者一样可以找到快乐之源，远离糖尿病折磨。

老年歌舞团

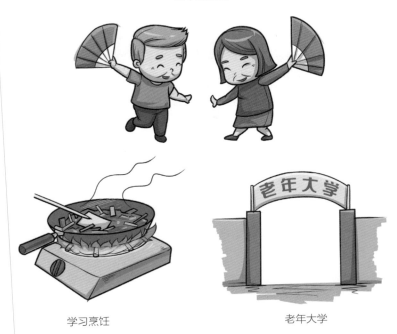

学习烹饪   老年大学

（3）保持一颗"豁达之心"：豁达指心胸开阔，性格开朗，能容人容事。豁达能使人跳出纷繁的世事，平静心灵，活跃思维，精神也会变得饱满，看待事物都是彩色的。养生学者认为，人的欲望是无止境的，如果以有限的生命，去追求无穷的物质利益，会劳神伤身，损害健康。因此为了身心健康，我们要学会豁达，做到心胸开阔，处事乐观，正确看待自己的付出，坚信山重水复疑无路，柳暗花明又一村。

（4）保持一颗"学习之心"：糖尿病患者可以通过看书、听讲座和网络学习等方式学习糖尿病发生发展、诊断治疗等方面的知识，并把所学知识加以应用，帮助自己控制好血糖。如果有富余时间，还可以参加糖尿病公益组织，做一个糖尿病防治知识的宣传者，把自己的防治经验传授给周围人，既丰富了自己的业余生活，又从帮助别人的过程中体现了自己的社会价值，有效调节自己的心态。

16. 如何预防慢性并发症

众所周知，糖尿病最可怕的不是疾病本身，而是疾病所带来的各种并发症。据世界卫生组织统计，糖尿病并发症高达 100 多种，是目前已知并发症最多的一种疾病，也是目前已知因并发症引起死亡最多的一种疾病。因此，我们必须高度重视糖尿病慢性并发症的危害，积极预防慢性并发症发生，坚决遏制或延缓糖尿病慢性并发症的进展。

（1）严格控制血糖：糖尿病患者体内持续性高血糖，意味着身体长期处于"糖衣炮弹"中，这将导致人体器官变得很脆弱，稍不留神就会受到损害。因此，要预防并发症的发生，必须要攻破这个"糖衣炮弹"，而攻破的关键就是把血糖严格控制在合理范围内。这里的"严格"意味着"一定要"，很多人都会存在侥幸心理，认为血糖偶尔升高没关系，多吃两片药，控制下饮食，过两天血糖自然就降下去了。殊不知，糖尿病并发症就是在这样忽上忽下的血糖环境中不知不觉入侵的。所以患者一定要认识到血糖波动的危害，把血糖稳稳地控制住。

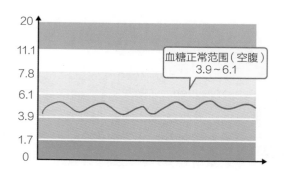

（2）加强并发症筛查：大部分糖尿病慢性并发症的早期治疗效果还是比较理想的，定期对糖尿病并发症筛查，可以尽早发现病情，为逆转病情创造时机。并发症筛查主要包括心脏、肾脏、眼、神经系统、足、血液等容易受

累的各组织器官的诊断项目。1 型糖尿病患者自诊断后每年进行一次检查，2 型糖尿病患者发病 5 年后应每年检查 1 次。如自感身体不适，应及时就诊，并缩短随诊时间，如每半年或 3 个月 1 次。

（3）控制好血脂、血压：高血压、高血脂、高血糖是健康的三大"杀手"，三者"走"到一起更是"天下无敌"，对身体危害极大。所以患者在控制好血糖之余，还要积极控制好血脂、血压。我们应该坚持清淡饮食，限盐，限糖，多吃植物性蛋白，远离动物油脂，选择低脂肪、低胆固醇饮食，远离高糖分、高脂肪、高胆固醇食物，多吃新鲜蔬菜和水果，少吃油炸食品，必要时使用调脂、降压药物。

（4）医生和患者携手出击：糖尿病并发症的预防已成为至关重要的社会问题，需要医生和患者携起手来共同努力。目前糖尿病已纳入社区医院慢病管理范畴，社区医生要切实负起责任来，担负起糖尿病并发症预防知识的宣传、教育责任，做好糖尿病并发症的筛查、跟踪、随访等管理工作。糖尿病专科医生也应该重视起糖尿病并发症的防治工作。而糖尿病患者不仅需要配合医生做好糖尿病的治疗工作，也需要严格自我管理，积极进行血糖监测、药物治疗、饮食调理、运动控制。

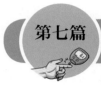

第七篇

糖尿病患者的饮食调养

11 月 14 日，某社区卫生服务中心在社区礼堂举办"联合国糖尿病日"宣传活动——"健康饮食与糖尿病"主题讲座和现场咨询。讲座由该社区糖尿病诊疗专家陈医生主讲："大家早上好！中国是糖尿病大国，糖尿病或者血糖高在我们社区是普遍存在的。那么，糖友应该如何健康饮食呢？今天我将从饮食调养的原则、控制饮食总热量的方法、合理安排一天餐饮和三餐分配方案等方面向大家介绍相关内容。之后也欢迎大家积极提问，共同了解糖友的健康饮食方案。"

1. 饮食调养的原则是什么

饮食治疗是糖尿病综合治疗中一项最基本的措施，不论糖尿病的类型、病情轻重、有无并发症，也不论是否使用药物治疗，都应严格执行饮食治疗计划，并且要长期坚持。饮食治疗的原则是控制总热量的摄入，合理均衡各种营养物质。每餐食物要有主食、副食和蔬菜，营养要均衡，搭配要合理，要控制盐的摄入量。每天要定时定量进餐，到了进餐的时间，即使不饿也要适量进食，以免出现饥饿感后进餐量难以控制而造成血糖波动。

2. 如何控制饮食总热量

饮食量（总热量）是根据患者身高、体重、职业、活动量等计算出来的，这个量既考虑了减轻胰岛负担，又保证了身体正常生长发育和活动的需要。比如张先生，54 岁，轻体力劳动者，身高 170cm，体重 76kg。其标准体重应为：170 − 105 = 65kg，但他的体重指数 [BMI = 体重（kg）/ 身高的平方（m²）] 约为 26.3，属于超重。因此，张先生每日所需的卡路里为：标准体重 65kg× 每千克标准体重需要热量 20 ~ 25kcal = 1300 ~ 1625kcal（按照 1kcal = 4.184kJ 计算，约为 311 ~ 388kJ）。

（注：体重范围和每千克标准体重需要的热量临床有参照表格）

3. 如何合理安排一天的餐饮

陈医生："把总热量换算成具体食物交换份，1300/90～1625/90＝14～18份，按照碳水化合物占55%、脂肪占25%、蛋白质20%的比例计算，最终张先生一天的膳食框架如下：主食类8份、蔬菜类1份、水果类1份、肉蛋类3份、乳类1.5份、油脂类1.5份。那么一份究竟是多少呢？给大家一个大概的数字：1个食物交换份为90kcal（约为22kJ）＝10g油脂＝15g坚果＝25g豆类谷薯类＝50g肉蛋＝160g奶＝200g水果＝500g蔬菜。"

李大爷："这个计算方法太复杂了，我们在家也没有办法这么精准地计算啊！"

陈医生："如果大家觉得上面的计算方法太过复杂，营养师给我们编了一个口诀——安排一日三餐的'1、2、3、4、5、6、7'原则，可以大致计算出每天所摄入食物的量。也就是一个鸡蛋，一袋奶；二两（100g）瘦肉，鱼肉更好；三两（150g）豆腐，营养丰富；四两（200g）水果，控制少吃，但吃的时间有严格要求，必须在两餐中间；五两（250g）主食，粗细搭配；六两（300g）蔬菜，适当多吃；七八分饱。"

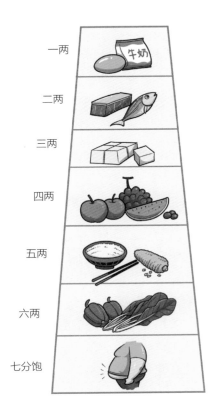

一两

二两

三两

四两

五两

六两

七分饱

4. 一天三正餐该怎样分配

王大婶："陈医生，您刚才说的安排一日三餐的'1、2、3、4、5、6、7'原则简单易懂。那每一餐具体应该要如何分配呢？"

陈医生："主食、含蛋白质和脂肪的食物要比较均匀地分配在三餐里，每餐既有主食，又要有副食，一般按早餐1/5，中餐和晚餐各2/5或按每餐各1/3分配。为了减轻胰岛细胞的负担，使它有规律地分泌胰岛素，少量多餐既能保证营养充足，又可减轻胰腺负担，有利于控制好血糖；建议每日至少 3 餐，注射胰岛素者 4 ~ 5 餐为宜，可预防低血糖发生，定时定量进餐，与药物作用、运动时间保持一致，使血糖不会波动太大。"

5. 细嚼慢咽，血糖是否上升缓慢、温和

为了控制餐后血糖，在吃饭时我们要做到细嚼慢咽。因为食物进入人体后，体内的血糖会逐渐升高，当血糖升高到一定水平时，大脑食欲中枢就会发出停止进食的信号。当减慢进食速度时，这一变化体现得较为明显；相反，如果进食过快，血糖还来不及升高，大脑还来不及做出相应的反应，进食过程就结束了。当最终血糖增高，大脑发出停止进食的信号时，人们往往早已摄入了过多的食物，并由此造成能量过剩，久而久之容易导致高血糖、高脂血症、肥胖等疾病的发生，也会加重肠胃的负担引起肠胃疾病。

6. 警惕这些高脂肪食物

赵阿姨："陈医生，我家自从老李检查出血糖高，做饭做菜都少用油，不吃肥肉了，我们还有哪些要注意的？"

陈医生："过多摄入脂肪可能增加胰岛素抵抗，降低胰岛素敏感性，使血糖升高。在我们的餐桌上，看得见的脂肪有各种烹调油脂、黄油、动物油、动物外皮等。还有看不见的脂肪，比如肉、禽、鱼、奶制品、蛋以及坚果类食物如花生、瓜子、核桃、芝麻酱以及油炸食品、汉堡包。所以，不单单是烹调用油要控制，日常饮食中看不见的脂肪也要控制。"

7. 小零食大热量也能惹出祸

李大爷："陈医生，我一直都按照您指导的方法吃一日三餐，可是，有时候觉得肚子饿吃点小零食之后血糖就高起来了，这是怎么一回事啊？"

陈医生："对的，小零食也是有大热量的。下面，我给大家简单分类介绍几种常见的零食：

（1）瓜子、核桃、开心果、杏仁、巴旦木、腰果、花生等零食，都是属于富含不饱和脂肪酸的果仁类，对人体有益，但它们的共同特征是脂质比较

高，吃多了对血糖、血脂都有不良影响。如果吃多了果仁类，就要相应地减少主食的量，例如，1两花生米的热量相当于1碗米饭。此外，很多果仁类零食在制作时添加了糖、盐以及其他调味料，而且还经过高温烘焙，添加的物质和制作方式均对糖友不利，糖友在挑选果仁零食时要有'火眼金睛'，尽量挑选一些没有经过加工或只是简单加工，含糖、含盐量以及含其他添加剂都较少的果仁类零食。

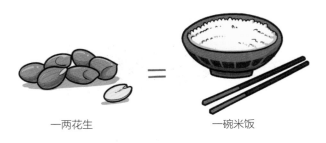

一两花生　＝　一碗米饭

（2）现在市面上的各式饼干、蛋糕都非常美味，这类烘焙食物本身就是淀粉制作，而且为了追求口感，制作时加了很多油、糖等。因此，糖友不应把这类食物作为解馋的零食。巧克力糖块含糖高，只有在糖友感到饥饿或出现低血糖反应时才应该吃。

（3）市面上有很多声称适合糖友吃的'无糖食品'，这类食品同样是用面粉制作，因此本身对糖尿病不具有治疗作用，只是含糖量相对不高，在量上可以适当放宽一些，千万不能认为是'无糖'食品就不加节制地吃。"

8. 降低热量的烹饪方法有哪些

"零食也有大热量！"王大婶插话，"还是在家自己做饭吃最健康！"

"是的，但是在家做饭也要选择合适的烹饪方法，注意清淡、简单、不放糖、不勾芡、不油炸、少放盐、少放油，目的是减少热量的摄入。如果能凉拌、蒸、煮、炖着吃，就不要炒、煎着吃，更要避免炸着吃。烹调宜用植物性油脂。"陈医生补充道。

9. 先吃蔬菜后吃米饭，能降低餐后血糖吗

媛媛："如果先吃蔬菜后吃米饭，能降低餐后血糖吗？"

陈医生："蔬菜里面含有较多的膳食纤维，可延长碳水化合物，就是米面类食物的分解时间，相当于延长了胃的排空时间，减慢人体对葡萄糖的吸收速度，从而延迟糖分在小肠里的吸收，进而延缓了餐后血糖剧烈升高。所以，高血糖患者可以采用先吃蔬菜后吃米饭的方法，控制餐后血糖。"

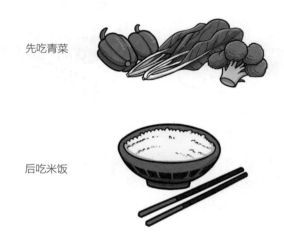

先吃青菜

后吃米饭

10. 糖尿病患者为什么应少吃盐

张先生："陈医生，您刚刚提到要控制盐的摄入量，这是为什么呢？"

陈医生："人体不能缺食盐，否则会出现乏力、头痛、厌食、恶心、嗜睡甚至昏迷。但并不是食盐越多越好，食盐过多对身体有害，对于糖友来说，其本身患高血压的机会比正常人高 2 倍，为了防止血压升高引起并发症，糖友口味不能太重，饭菜要少放盐，每天不超过 6g。"

11. 糖尿病患者饮食有哪些宜忌

李大爷："陈医生，您能给我们说说糖尿病患者有哪些能吃和不能吃的吗？"

陈医生："对糖友来说，一般的食物都是可以吃的，只是不能像普通人

那样大量摄入，而是要适量吃、少吃，只有极少数的食物是不能食用的。"

李大爷急忙再问："具体有哪些是不能吃呢？"

"糖友不宜吃红糖、白糖、葡萄糖等高纯度糖以及糖果、糕点、蜜饯、冰激凌、蜂蜜、甜饮料等甜食，这些食物会直接导致体内血糖浓度升高，加重病情"。陈医生补充说，"杂粮、水果蔬菜、富含不饱和脂肪酸的豆制品，可以适量多吃。这一类食品糖含量较少，还含有大量的维生素，能够补充人体的营养，吃了也不会对血糖有显著的影响。"

12. 糖尿病患者有何饮食误区

陈医生："今天大家都很踊跃地发言咨询，最后，我和大家分享八个糖尿病饮食的误区。

（1）只吃粗粮不吃细粮：粗粮的功效在于降糖、降脂、通大便，因为它含有较多的膳食纤维等，对糖友的身体很有好处。但是若吃过多的粗粮，则可能会增加肠胃的负担，影响某些营养素的吸收，长此以往会造成营养失衡。所以提倡细、粗粮搭配，适度摄入。粗粮与细粮每天摄入的合适比例应为 1：3 或 1：4。

（2）对水果敬而远之：水果中含有很多微量元素，对提高体内胰岛素活性有很好的帮助作用。在血糖得到控制的情况下，适当进食水果对糖友是很有益的。

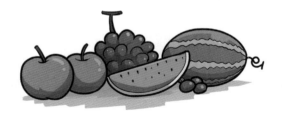

（3）荤油不能吃，植物油多吃没事：植物油以不饱和脂肪酸为主，但无论是动物油还是植物油都是脂肪，如果不控制植物油摄入量，就容易使体重增加，甚至导致肥胖，并严重影响血糖。因此要从饮食中一点一滴地限制脂肪的摄入量，即使是植物油也应计算摄入量。

（4）对不太甜的水果不设防：水果的含糖量不能以甜感来定，有些水果吃起来甜，其实含糖量并不高，有些水果吃起来不太甜，含糖量却不少。所以不管吃何种口味的水果都应计入一日总热量中。食物的含糖量大家可查阅《常见食物营养成分表》，尽量选择脂肪和碳水化合物含量低的食物吃。

（5）蔬菜摄入不受限：蔬菜并不是可以任意摄入的，蔬菜也含有一定的热量，像土豆、山药之类的蔬菜，含糖量也很高，进食蔬菜也要计入一日的总热量中。

（6）吃多了加药就行：人在饥饿时都会胃口大增。有的糖友认为，只要把原来服用的降糖药加大剂量就可以把多吃的热量抵消掉。而事实上这样做不但影响了平日饮食控制的效果，还加重了胰岛的负担，进而增加了低血糖及药物的毒副作用发生的可能。对于病情的控制是非常不利的。

（7）少吃一顿饭就少用一次药：有时糖友为了控制好血糖就自作主张少吃一顿饭，特别是早餐。因为这样可以少吃一颗药。这个做法不可取！吃药不仅是为了对抗进食导致的高血糖，还为了降低体内代谢和其他激素所致的高血糖。此外，不按时吃饭也容易诱发餐前低血糖。而且一顿不吃或少吃，有时会导致下一顿食量的增大，引起血糖较大幅度的波动，更不利于病情控制。因此，按时、有规律地用药和吃饭对糖友来说都非常重要。

（8）打上胰岛素就可以随便吃：由于病情不同，有的糖友改服降糖药为打胰岛素治疗，并且错误地以为打胰岛素就意味着不需要再进行饮食控制。其实胰岛素治疗只是为了血糖控制更加平稳，而胰岛素的使用量，必须在饮食固定的基础上加以调整，如果饮食不控制，血糖同样会不稳定。所以，胰岛素治疗的同时一定要配合营养治疗。"

陈医生最后总结："今天的'联合国糖尿病日'活动到此就要结束了，大家如果还有不清楚的，欢迎到我们中心进行咨询，我们免费为糖友提供个体化的健康指导，一年四次测血糖，一次健康体检。如果是65岁以上的糖友，还增加肝功能、肾功能、尿常规、血常规、血脂四项、心电图、腹部B超等体检项目。我们还定期举办健康教育讲座，自我管理小组活动等，欢迎您们积极参加。谢谢！"

第八篇　糖尿病患者的运动调养

平时喜欢运动的张先生近来有些郁闷，这是由于被查出患有糖尿病后，张先生在选择运动前左思右想不敢"下手"。怎样通过运动锻炼身体，同时又不至于加重病情，达到"双赢"目的呢？张先生向主诊专家林医生请教，林医生说只要正确认识糖尿病，一不惧怕，二要重视，掌握好运动调养的方法及分寸，完全可以像正常人一样在运动场上展现自己的风采。

1. 运动调养对糖尿病有什么作用

运动疗法是治疗糖尿病的基本法方之一。"生命在于运动"，适当的运动对所有人都是有益的，对糖尿病患者来讲，运动更为重要：运动可以消耗血糖，帮助稳定血糖；运动是唯一不需要胰岛素而能够健康降糖的方法，许多病情较轻的人，仅仅通过饮食管理和适度运动就可以使病情得到有效控制；长期坚持、科学地运动，既可以保持良好的血糖，又能够增加胰岛素敏感性，防止肥胖、高血脂和高血压等；运动调养是预防糖尿病慢性并发症的良方。

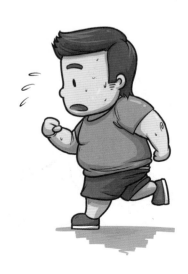

糖尿病患者在医生的指导下，每天坚持一定时间和强度的运动，通过以下作用，对控制病情有重要意义：

（1）运动能消耗热量，增加肌肉组织对葡萄糖的利用，增加血糖的去路，降低血糖。

（2）提高胰岛素敏感性，使胰岛素的降糖作用增加，缓解胰岛素抵抗，1型糖尿病患者通过运动可使胰岛素的用量减少，2型糖尿病患者通过运动可使自身的胰岛素功能更好地发挥作用，因而可不用降糖药或减少降糖药的用量。

（3）减少体内脂肪，使热量平衡控制体重，肥胖的2型糖尿病患者体重减轻后，体内的胰岛素抵抗就随之减轻，从而减轻胰岛的分泌负荷，并且提高降糖药物的疗效。

（4）运动能降血脂和血压。运动能升高高密度脂蛋白胆固醇（好胆固醇），减少低密度脂蛋白胆固醇（坏胆固醇），有效预防和治疗高血压、冠心病和高血脂。

（5）强壮肌肉，增强体质，使人心身愉悦，减少并发症，增加战胜疾病的信心。

2. 运动调养的原则有哪些

（1）循序渐进：慢慢来，别着急。

（2）量力而行：根据自己的身体状况来运动，安全适度，千万别勉强。

休息一下~

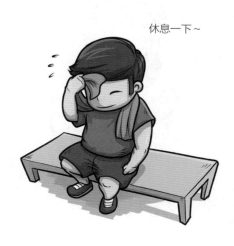

（3）持之以恒：坚持运动才有效，运动的目的是为了更有效地帮助血糖的控制与降低。我们可归纳为"一三五七法"："一"——至少选择一种适当的运动方式；"三"——每次运动至少连续进行 30 分钟；"五"——要求每周至少安排 5 次运动；"七"——运动量控制在最大运动量的 70% 左右，以"心率 = 170 - 年龄"为宜。

3.　如何选择运动时间

不宜在餐前运动。因为患者血糖本来就不稳定，运动时会消耗能量，进而对血糖产生影响，导致血糖波动更大。如果没及时加餐，运动量又过大，很容易在运动中发生低血糖昏迷。

餐后 1 ~ 2 小时运动最好。此时的血糖比较稳定，胃中的食物也消化大半，跟餐后立即运动相比，也不容易伤及肠胃。

早餐后 1 ~ 2 小时是运动的最佳时间，因为这时是一天中血糖最高的时候，此时运动效果最好，往往不必加餐。

切记不要在胰岛素或口服降糖药作用最强时运动，这样有可能引起低血糖。

有些人喜欢晨起服药后出去运动，而后再回家吃早餐，这是不对的。

4.　如何选择运动强度

（1）糖尿病患者要根据自己的病情轻重、有无并发症等来选择适合自己的运动方式和运动量。

（2）对血糖不稳定、波动较大者，一般不主张持续时间长和运动量大的运动。

（3）伴有心脏病者，不主张选择中等量以上的运动。

（4）伴有肥胖和膝关节疾病者，不主张进行中等强度以上、增加下肢承重的运动。

（5）选择合适的运动时间和安全的运动场所，运动前先热身 15 分钟，循序渐进。

（6）从来没参加过运动的患者，可从每天 5 ~ 10 分钟、每周 2 ~ 3 次开始，逐渐增加。

（7）运动量要适宜，以运动时感觉全身发热、微汗、轻度肌肉酸痛，次日感觉精力充沛，有运动的欲望，食欲和睡眠良好为最佳。

（8）运动结束后 10 ~ 20 分钟心率仍不能恢复到运动前的水平，感觉疲劳、心慌、睡眠不好、食欲减退等，需要及时减少运动量。

（9）运动后身体无发热、无汗、脉搏无明显变化或有变化，运动停止后2 分钟内心率即恢复正常，表明运动量过小。

5. 常用的运动方法有哪些

（1）轻度运动：如购物、散步、广播操、太极拳、太极剑、气功、跳舞、秧歌等。

（2）中度运动：如快走、慢跑、骑车、上下楼梯、健身操、慢爬山等。

（3）高强度运动：如快跑、跳绳、划船、爬山、游泳、足球、篮球、羽毛球等运动。

6. 什么样的运动对糖尿病患者最适宜

糖尿病患者应以有氧运动为基础，阻抗训练为补充，同时辅以柔韧性及平衡的训练。

（1）有氧运动是基础，不仅可以提高心肺功能，而且可以降低血糖。最适合糖尿病患者的运动是持续而有规律的有氧运动，如散步、中速步行、慢跑、爬山、游泳、打羽毛球、做健身操、跳舞、骑自行车等，运动后以不感到疲劳为宜。步行最安全，受限制少，容易坚持，是糖尿病患者首选的运动方式，对年长者更适合。

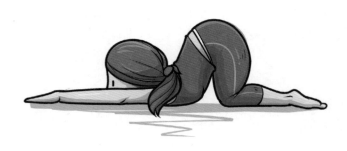

（2）阻抗运动的作用主要是锻炼肌肉的力量和肌肉耐力，是肌肉在克服外来阻力时进行的主动运动。阻抗运动可以提高体能，帮助我们持续地消耗多余的能量，包括多余的血糖和血脂。阻抗运动包括举哑铃、沙袋，通过滑轮及绳索提起重物，拉长弹簧、橡皮条等弹性物或专门的训练器械，俯卧撑，下蹲起立，仰卧起坐等练习。

（3）柔韧性运动主要是拉伸我们的肌肉和韧带，有助于增加关节营养和关节活动度，降低受伤风险，同时降低肌肉僵硬，平衡肌肉以减少腰背痛。平衡能力是一项基本的活动能力，对老年人尤为重要，平衡训练可以降低跌倒受伤的风险。建议糖尿病患者每周进行 2～3 次柔韧性运动和平衡训练。

7. 在什么情况下糖尿病患者不宜进行体育锻炼

（1）在运动前最好进行血糖的自我监测，进一步了解自己的体内代谢情况，血糖过高（＞16mmol/L）或者血糖过低（＜3.6mmol/L），都不能进行运动，否则会引起代谢紊乱，血糖值＜5.5mmol/L 时要补充糖；不宜在空腹和注射胰岛素后立即运动。

（2）1 型糖尿病，尤其是"脆性糖尿病"患者，由于胰岛功能几乎完全丧失，胰岛素严重缺乏，运动会使血糖升高，脂肪分解增加，在缺乏胰岛素的情况下，不能氧化分解酮体，从而增加酮症酸中毒的危险。此类患者在血糖没有得到很好控制之前，不要参加运动锻炼。

（3）近期有明显的眼底出血、视网膜剥离及青光眼者，应在病情得到有效控制后再参加运动。

（4）有糖尿病肾病，尿中有蛋白、红细胞及管型者，应主动减少运动量。

（5）血压明显升高，大于 170/110mmHg 者应暂停运动。

（6）有严重的心律失常、心功能不全、心绞痛或心肌梗死者应终止运动。

（7）有明显的糖尿病神经病变，影响四肢、肌肉的感觉和运动者必须在有效的保护和监测下进行运动，糖尿病足患者必须进行评估，降低运动量，严重者避免体育锻炼。

（8）合并急性感染和肝肾功能不全者或尿中有酮体者禁止运动。

8. 如何用心率计算适宜的运动量

用心率可以测出适宜的运动量。一般可在运动结束后立即数脉搏，可以数 15 秒，然后乘以 4 便得出每分钟心率。

最大安全运动心率 = 170 － 年龄。比如你的年龄是 65 岁，那么你运动时的心率应该是 170 － 65 ＝ 105 次 / 分。

适宜的运动，一般青年人的心率应在 120 ～ 170 次 / 分钟；中年人的心率一般在 110 ～ 140 次 / 分钟。

9. 糖尿病儿童可以参加哪些体育锻炼

糖尿病患儿可以接受几乎所有的运动或训练，家长不必担心孩子是否能够承受，只要保护措施得当，绝大多数运动如做操、慢跑、游泳、跳绳、踢球、打乒乓球、打羽毛球等，孩子都能参加。可选择有趣的体育活动，便于长期坚持。

对没有并发症的轻中度糖尿病患者推荐中等强度运动，即指运动时耗氧量占本人最大耗氧量的 60%。如快走（每小时 5 ～ 6km）、慢跑（每小时 7 ～ 9km）、擦地、扫地、擦车、做操、游泳（每分钟 25 ～ 40m）、慢速爬楼梯（每日 30 ～ 60 分钟）。

低强度运动时间长了，也会消耗掉相当大的能量，对血糖控制产生积极作用，如外出购物、一边聊一边散步、下楼梯、收拾家务等，当然这需要较长时间才能达到锻炼目的。

高强度的运动适用于较为年轻的或初发的糖尿病患者，如快速爬楼梯、快速游泳、打篮球、打羽毛球等，这需要较好的体能。

10. 糖尿病儿童运动时应注意什么

（1）由于运动时肢体血流加速，胰岛素吸收增快，因而注射胰岛素的患儿可将注射部位改为腹部。

（2）在走、跑时，对场地应讲究，地面的弹性很重要。土地和柏油路面较好，比水泥地和人行道的地砖地对脚的损伤小。

（3）运动前先热身15分钟，循序渐进；运动服装要透气、保暖，运动鞋要适应场地需要，有很好的缓冲、稳定和保护作用。

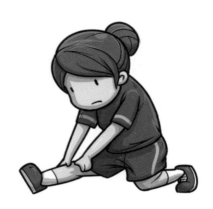

（4）运动时最好结伴，随身携带糖尿病卡：注明姓名、年龄、主要疾病、住址、联系人电话等。当然，父母与患儿一起参加运动最好。

（5）儿童自制力比较差，有时玩疯了欲罢不能，以致忘记打针、吃饭，应注意提醒。

（6）随身携带一些饼干、糖块、巧克力或含糖的饮料和水，特别是在运动量相对较大时，一定要及时补充糖和水分，以保证身体运动的需要。

11. 运动中出现紧急情况应该如何处理

（1）运动中一旦出现视物模糊、意识不清、头晕、大量出汗、心跳急剧加快、面色苍白等情况，很可能是发生了低血糖，此时应立即停止运动。

（2）如果出现胸闷、胸痛、头晕眼花、心跳缓慢无力、意识突然丧失，甚至血压下降、呼吸减慢，很可能是运动前没有做好准备活动，突然进行剧烈运动导致心脏或脑部供血不足。

（3）应立即让患者平躺，松开衣领、腰带，舌下含服硝酸甘油、阿托品等，叩击心前区，手掐人中穴，进行辅助人工呼吸，此时不宜喂患者糖水，这是典型的"心源性晕厥"，是由运动量过大引起的，休息一会儿一般会缓解，如无效，则速送医院治疗。

第九篇 糖尿病患者的日常生活调养

　　黄阿姨去年就有血糖偏高的情况了，今年开始出现症状，整天口渴且消瘦了不少，到医院做血糖检查后，医生说黄阿姨得了糖尿病，让她在治疗糖尿病的同时注意日常生活调养。医生说：保持规律的生活起居、适当运动、控制体重、情绪平缓舒畅、恰当地增减衣着，循序渐进使人体适应季节变化等都是日常生活调养的重要内容，对我们的身心健康有很大的好处。

1. 如何控制体重

　　（1）确定合适的减重目标：减重的最终目标应使体重指数（BMI）控制在 18 ~ 24，体重指数 = 体重（kg）/ 身高的平方（m²）。但控制体重的初始目标是 6 个月内减少基线体重的 10%，并能长期保持（1 年或更长）。

　　（2）缓慢减重，循序渐进：一般每周减重 0.5 ~ 1.0kg 的减重速度只能保持 6 个月，之后体重不再下降。快速的减重容易反弹、增加胆石症及电解质紊乱的危险，而且费用高，最终很难达到预期目标。

　　（3）控制饮食是减重的基础：超重和肥胖个体减重宜采用低热量饮食。总热量 800 ~ 1500kcal/d（约为 191 ~ 359kJ/d）。女性可选择 1000 ~ 1200kcal/d（约为 239 ~ 287kJ/d）的膳食，男性选择 1200 ~ 1500kcal/d（约为 287 ~ 359kJ/d）的膳食。以女性 1200kcal/d（约为 287kJ/d）为例，脂肪约占 25%，碳水化合物约占 55%，蛋白质约占 20%。因脂肪、碳水化合物、蛋白质，每克热量分别是 9kcal（约为 2.15kJ）、4kcal（约为 0.96kJ）、4kcal（约为 0.96kJ），所以每日进膳食量应该是脂肪 33g，碳水化合物 165g、蛋白质 60g。上述低热量治疗应该至少持续 6 个月，若不能坚持可以多进食含热量低的高纤维素膳食。

　　（4）运动：运动与低脂肪膳食可有效促进体重减少，并有助于保持减轻的体重。快步走是最好的运动方式，每天快走 30 ~ 45 分钟，约可额外增加 100 ~ 200kcal（约为 24 ~ 48kJ）的消耗。

2.　为什么要戒烟

吸烟对人体有多种危害。据统计，吸烟者比不吸烟者总死亡率高 70%，中年以后继续吸烟，寿命比不吸烟者缩短八九年。

对糖尿病患者来说，吸烟的危害就更大了，因为烟草中大量的尼古丁和焦油能使糖尿病的并发症加重。尼古丁能使心跳加快，血压增高，加速动脉硬化的形成，还能使冠状动脉血流减少，影响心肌的营养，使糖尿病性心脏病早期出现；尼古丁还有抑制和麻痹作用，使糖尿病患者神经病变（如末梢神经炎）加重；尼古丁还可以刺激体内肾上腺素的分泌，使血糖升高，加重糖尿病患者的糖代谢紊乱。

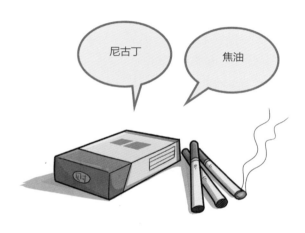

为了降低血管并发症的发生和发展，特别是推迟冠状动脉和主动脉粥样硬化的出现，同时为了使血糖能达到理想的控制目标，不使病情继续恶化，有吸烟习惯的糖尿病患者应下决心戒烟。

3.　糖友可以喝酒吗

酒对糖尿病患者同样有害，因为无论烈性酒（如老白干、白兰地、威士忌等），还是甜酒（如蜜酒、葡萄酒、味美思等）都含有不同程度的酒精，度数越高，含酒精越多。酒精在体内要通过肝脏解毒，而糖尿病患者由于糖代谢紊乱，肝脏储存的葡萄糖少，肝脏解毒能力比正常人差，因此，长期大量饮酒使肝功能损害更严重。

饮酒和吸烟一样，会加速糖尿病患者高血压、动脉粥样硬化的发生。

有些患者爱喝啤酒，啤酒由粮食酿制而成，被称为液体面包，由于营养丰富、热量高，过多饮用就会发胖超重，糖尿病最忌发胖，因肥胖可导致高脂血症，使身体多种代谢失调，使糖尿病加重。

4. 如何开展糖尿病的心理调养

精神状态和对疾病的态度对于任何疾病的治疗都很有效，特别是糖尿病患者，应在医生正确指导下，发挥主观能动性，学习防控糖尿病的知识，通过尿糖和血糖的监测，摸索出影响病情的有利和不利因素，坚持不懈地进行合理饮食、体力活动、劳逸结合等，来控制病情。

（1）健身运动：能舒畅心情，增强乐观情绪，具有药物所达不到的效果，同时运动疗法也是治疗糖尿病的基本方法。多进行有氧运动，如散步、慢跑等。

（2）音乐疗法：多听一些优美的音乐和歌曲。音乐治疗可以改善糖尿病患者糖代谢及抑郁症状，音乐干预能进一步提高糖尿病患者的临床疗效。

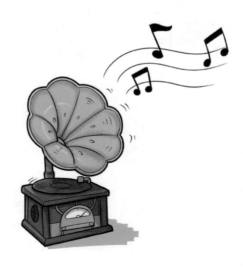

（3）观赏花木：花香能调节神经中枢，并唤起人们的美好记忆和联想，经常处在优美、芬芳的花木丛中，能使人心情愉悦，呼吸脉搏缓慢而均匀。

不同的花香还可以影响着人的思绪。一般来讲，水仙、荷花的香味使人感情温顺缠绵；紫罗兰、玫瑰花的香味给人以爽朗愉快的感觉；橘子、柠檬的香味使人兴奋、积极向上；茉莉、丁香的香味使人沉静。

（4）娱乐活动：要培养有益的兴趣与爱好，如跳舞、书画、放风筝、钓鱼、弹琴、下棋等，让生活增添乐趣，让精神有所寄托，从而消除不良情绪的影响，使人愉快、乐观、豁达、遇事心平气和。也可结合自己的家庭生活情况采用不同的方式，如与孙子、孙女一块玩耍，接送孩子上下学等，既享受天伦之乐，又达到了康复目的。

（5）自我激励：要多想想那些身患绝症与死神搏斗之人的顽强精神，并激励自己充满信心与病魔作斗争，自觉配合医生治疗。接受现实，乐观面对，以病为"友"，避免情绪波动。

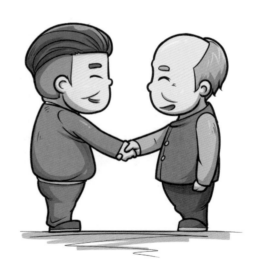

（6）积极治疗：对待糖尿病要抱着科学的态度，既要了解它的危害性，重视糖尿病，又要懂得治疗糖尿病的必要性、可行性，从各个方面配合医生的治疗。自行增减降糖药物的剂量或长期维持一个药量不变的治疗思想是错误的；觉得定期监测血糖太麻烦，自己没有什么特别不适就不去医院复查，也是不对的。

5. 如何开展糖尿病的音乐调养

糖尿病患者普遍伴有不同程度的抑郁症，会造成血糖控制不佳。

音乐能舒缓身心，减低精神及情绪压力，改善心跳速率、血压及体温，调整人的大脑皮质与边缘系统的生理功能，从而调整了人体内部器官的生理功能。音乐对人体能够产生镇静、镇痛、降压、调整情绪等不同效能，使音乐具有治疗糖尿病的作用，聆听音乐可以平衡人脑中多巴胺的分泌，令人心情舒畅，能更好地控制血糖。

美妙的音乐能带领我们进入一个非常放松的状态，让人摆脱心理压力，走出心灵困境，寻找到快乐的源泉，音乐调养对治疗糖尿病有很好的效果。

利用音乐调养进行心理暗示产生的联想原理进行减压放松，要对症施乐，因人施音。首先要考虑患者要解决的心理问题，是焦虑还是抑郁、躁狂等，还要考虑到患者的年龄、职业、性格、爱好，通过综合分析，选择不同的音乐。

乐曲的旋律、速度、音调等不同，可分别产生安定、镇静、轻松、愉快、活跃、兴奋等不同的作用，从而能调节情绪，稳定内环境，达到镇痛、降压、催眠等效果。

镇静性的音乐应在晚上临睡前听，有助于睡眠和休息；兴奋性的音乐宜在早上或上午听，使人精力充沛，意气风发；解郁性的音乐受限制较小，可在任何时间听。

6. 春季养生起居需要注意什么

（1）"春捂"防感冒：冬末春初，乍暖还寒，气候变化多，衣着不当，特别容易着凉感冒。糖尿病患者免疫力普遍较弱，是感冒的高危人群，感染会造成其血糖控制难度加重。因此，糖尿病患者尤其是气虚型体质，应严格遵循"春捂"原则，注意保暖。

（2）饮食宜清淡：春季宜选甘温之品，忌辛辣；饮食清淡可口，忌油腻、生冷及刺激性食物；宜多食富含优质蛋白质、维生素、微量元素的食物，如瘦肉、蛋、新鲜蔬菜、水果，以养肝护脾；蔬菜中，韭菜、胡萝卜、山药、洋葱、苦瓜、莴苣、黑木耳等具有辅助降糖、降压作用。

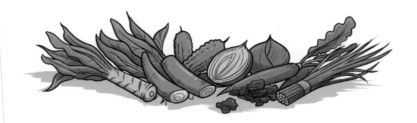

（3）锻炼壮身体：适当锻炼对于糖尿病患者是一味良好的"降糖药"，春天在起居方面，人体气血也如大自然一样，需舒展畅达，多参与室外活动，让机体吐故纳新。

（4）勤查护足部：春季天气转暖，平时脚汗较多的人容易患足癣，病史较长的糖尿病患者多有血管病变、神经病变，足部皮肤的小破损或癣病均可能发展为经久不愈的慢性溃疡，甚至发展为坏疽导致截肢。因此，糖尿病患者在春天应穿着宽松的棉袜和棉布鞋，并每天检查足部，天天换洗袜子。如果有皮肤小破损，应尽早到医院就诊，不可自行处理，以免小病酿大祸。

7. 夏季养生起居需要注意什么

（1）多水少饮料：糖尿病患者往往会担心因为多饮导致多尿，其实多尿是由于血糖高的缘故，如果限制饮水，更容易造成脱水。老年糖尿病患者容易血液浓缩导致血栓形成、高渗性昏迷、肾功能障碍等，因此糖尿病患者不应限制饮水，但也同样不宜一次性大量饮水或饮用过凉的冷饮，忌饮含糖高的饮料和含气的饮料，应多喝凉开水或凉茶水。

（2）蔬果要适量：夏季各种蔬果新鲜上市，令人食欲大增。但血糖高、尚未控制的糖尿病患者需慎食。病情稳定的糖尿病患者也应在营养师或医生的指导下合理选用含糖量低的蔬果，尤其是要根据每天的总热量适量食用。夏季适宜糖尿病患者吃的蔬果有茄子、黄瓜、豆角、洋葱、苦瓜、西红柿等。可以在两餐之间或睡前半小时食用适量水果，应注意水果的含糖量，食用含糖量较高的水果时应注意减少主食的量。

（3）卫生严把关：夏季气温高，食物容易变质，户外饮食更是如此，糖尿病患者应严格注意饮食卫生，防止胃肠炎的发生。因为腹泻或呕吐可导致水和电解质代谢紊乱，诱发高渗性昏迷。腹泻或呕吐所致的碳水化合物吸收减少，则会诱发低血糖。

（4）皮肤要干爽：注意个人卫生，需要坚持洗澡，及时更衣，洗脚后注意擦干，保持脚趾间的皮肤干燥，避免细菌和真菌感染。夏季因出汗多、蚊子咬，皮肤易出现瘙痒，糖尿病患者皮肤被抓破后容易感染，伤口不易愈合。因此在被蚊虫叮咬后，不要用力搔抓痒处，可用花露水等止痒。

8. 秋季养生起居需要注意什么

（1）饮食巧搭配：秋季饮食过多和过少都不妥当，宜选择水分较多以及一些生津润燥、纤维量高、易通便、滋肾润肺的蔬果，如苦瓜、黄瓜、西红柿等，油炸和含糖量高的食品要少吃。

（2）外出因人异：秋季风沙大，出门尽量戴上口罩。外出活动时，要注意时间不要太早，运动强度不可过大。出现低血糖症状时容易头晕，可随身携带些水果糖，以免出现生命危险。

（3）及时测血糖：糖友们一定要及时监测自己的血糖，科学用药，每3个月要测一次糖化血糖蛋白，每1年要到正规医院做一次全面检查，以防出现急性并发症。

（4）保暖防感染：秋天早晚温差大，免疫力本就不高的糖友们更易发生呼吸道感染、尿路感染、妇科感染等疾病，因此一定要高度警惕，尤其是常伴有高血压、高血脂的老年患者，一旦感染，病情会加重，血糖易升高，甚至诱发糖尿病酮症酸中毒。

9. 冬季养生起居需要注意什么

（1）情绪要稳定：情绪波动与糖尿病有着密切而微妙的关系，可促使肝脏中的糖原释放进入血液，而使血糖水平升高，导致病情加重或降低治疗效果，故患者应学会控制情绪，保持情绪稳定。

（2）饮食能节制：糖尿病患者本来就多食，尤其是冬天，气温下降，出汗减少，各种消化液分泌增加，食欲更旺，这也是血糖升高的因素之一。所以，要在医生的指导下制定科学的食谱，控制主食如米、面及淀粉类食物，忌食糖和糕点。多吃苦瓜有良好的辅助降血糖作用，如苦瓜炒鸡蛋、苦瓜炒肉片、凉拌苦瓜等。多吃一些高纤维性的食物如荞麦面、玉米面、高粱米、芹菜、绿豆、海带等。也可适当多吃一些低热量高容积的蔬菜，如西红柿、黄瓜、菠菜、大白菜、豆芽、香菇、茄子等。注意营养均衡，荤素搭配，控制动物脂肪，多食一些有益的大豆及其制品，如腐竹、豆腐干等。

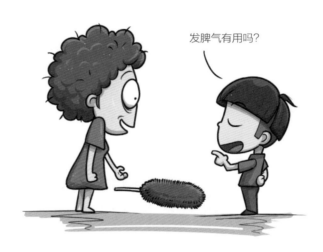

（3）感染会预防：呼吸道、皮肤、尿路感染等是糖尿病常见的并发症，甚至成为危及生命的因素。故应注意皮肤的清洁卫生，要经常洗澡，皮肤破损、疖肿、毛囊炎应及时治疗；注意口腔卫生，坚持早晚、饭后刷牙漱口，患有牙病的患者应及时治疗；积极治疗慢性咽炎、鼻窦炎、支气管炎，以消除发生肺炎的隐患。

（4）护足有讲究：糖友们多有血管功能不全和神经病变，造成足的局部血液循环障碍、营养障碍、感觉迟钝、皮肤破损或足癣感染等，这些均可发生或发展成久治不愈的慢性溃疡，甚至发展成难以控制的严重感染或坏疽，有时被迫截肢或感染扩散到全身引起危及生命的败血症。故糖友们应穿宽松的鞋、经常换袜子，保持脚的清洁、干燥，每晚用45℃左右热水泡洗脚15分钟，有助于防寒保暖及改善局部血液循环。同时要防止跌伤，积极治疗足癣，避免用手撕脚皮和擦脚趾止痒，以防皮肤皮损招致化脓性细菌感染。

10. 为什么必须过有规律的生活

人的生命活动是有一定规律、一定周期的，人的生理活动有周期性的节律，我们称生物钟。生物钟紊乱就会生病甚至死亡。

清朝第六位皇帝乾隆25岁登基，在位六十年，禅位后又任三年零四个月的太上皇，是中国历史上实际执掌国家最高权力时间最长的皇帝，也是中国历史上最长寿的皇帝。乾隆喜爱骑马射击，曾在避暑山庄几次皇家射箭比赛中大显身手。当上皇帝后，更以骑射为乐，直到80岁高龄时还去行围狩猎。乾隆常骑马射箭，活动量很大，无疑是一种锻炼身体的好办法。他还喜好旅游，"乾隆皇帝下江南"的故事几乎家喻户晓。乾隆一生中曾六次下江南，三次上五台山。不少名山大川、古刹佛界都留下了他的足迹。旅游既能锻炼身体，又能颐养心情，是一种很好的保健措施。乾隆好读书，善诗文。据说他一生作文1300多篇，写诗4万余首。乾隆还喜书法，写得一手好字，其字圆润遒丽，很有功底。每到一处，必有御笔垂青。西湖十景就是由他亲手题的碑。这些爱好对乾隆健脑、强身、养性，是大有益处的。乾隆寿至89岁，曾把自己的长寿秘诀归纳为16个字，即"吐纳肺腑，活动筋骨，十常四勿，适时进补"。所谓"十常四勿"，即"齿常叩，津常咽，耳常弹，鼻常揉，睛常运，面常搓，足常摩，腹常施，肢常伸，肛常提；食勿言，卧勿语，饮勿醉，色勿迷。"由于有合理的养生方法，而且能够坚持如一，所以直到暮年，乾隆皇帝仍能身康体健。

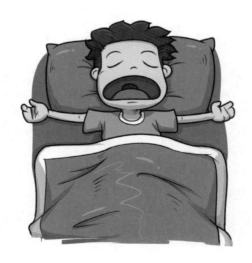

　　生活有规律，起床、大便、吃饭、活动、午休、喝水、锻炼、睡眠要定时安排，形成条件反射，对健康长寿的好处不可估量：①科学安排工作和学习时间，避免突击性的工作或学习；②饮食规律，三餐或加餐的时间、进餐量及三餐的分配要每日相同；③长年坚持体育锻炼和各种有益的活动，不要过度疲劳。体力活动时间和活动的持续时间、活动量的大小，要做到基本相同；④保持充足、规律的睡眠，对于血糖的下降能起到一定的作用。每天最好午休半小时到一小时。

　　总之，糖尿病患者要控制住血糖升高，必须从改变生活习惯入手，记住这个数字歌：

　　"一"个信念：与肥胖决裂。

　　"二"个要素：不多吃一口，不少走一步。

　　"三"个不沾：不吸烟、不饮酒、不熬夜。

　　"四"个检查：定期查体重、血压、血糖、血脂。

　　"五六"个月：减肥不求速成，每月减一两公斤即可，五六个月就见成效。

　　"七八"分饱：饮食上要"总量控制、结构调整、吃序颠倒"，即每餐只吃七八分饱，以素食为主，同时保证营养均衡；进餐时先吃青菜，快饱时再吃些主食、肉类。

第十篇　糖尿病患者的健康管理

赵医生是一名社区卫生服务中心全科医生，每天的工作就是负责辖区内糖尿病患者的健康管理。他们这个社区管辖的面积大，有 200 多名糖尿病患者，其中有些糖尿病患者不是很配合，她还要耐心地和他们进行解释。虽然每天忙忙碌碌，但赵医生很快乐，因为很多患者在她的指导下病情控制很满意。

1.　慢性病管理的基本策略有哪些

针对慢性病的不同人群（一般人群、高危人群、疾患人群），分别采取不同的干预手段（健康促进、健康管理、疾病管理），重点关注三个控制环节：对于一般人群应控制危险因素，养成健康行为，从而有效预防和控制慢性病；对于高危人群应早诊早治，调整生活方式，开展预防筛查；对于患病人群要进行规范化管理，进行伤残预防。

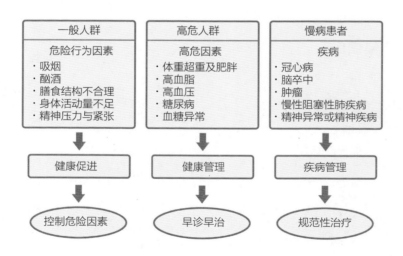

2. 社区 2 型糖尿病患者健康管理的流程如何

概括来说，分为 4 个阶段：登记、随访评估、效果评估、健康检查。

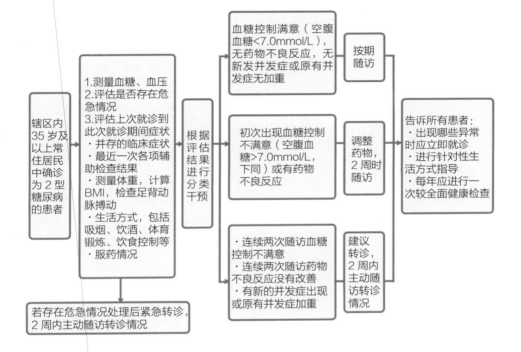

3. 糖尿病居家自我监测哪些内容

（1）血糖监测：可以及时发现血糖变化，观察药物疗效及时调整给药方案，尽可能达到最佳血糖控制。

1）空腹血糖（正常值 3.89～6.1mmol/L）：指隔夜禁食 8～12 小时之后测的血糖，一般医生会要求早上 8 点前测。午餐和晚餐前虽然也是空腹，但不属于临床上所讲的空腹血糖。其意义为：通过空腹血糖的值可以反映晚上的药物是否能控制血糖到凌晨；空腹血糖受干扰因素少，可以作为糖尿病的一个重要诊断指标；可以看出在无糖负荷刺激下，患者的基础胰岛素分泌水平；了解患者在没有饮食负荷状态下的基础血糖水平。

2）餐后 2 小时血糖（正常值 ≤ 7.8mmol/L）：指从吃第一口饭算起到 2 个小时的血糖水平。其意义为：反映患者胰岛 B 细胞的储备功能；饮食控制和药物治疗的效果；很多早期糖尿病患者是因为胰岛素分泌功能受损才表现出高血糖，而他们空腹血糖大多正常，因此餐后 2 小时血糖可作为 2 型糖尿病的早期诊断。

3）睡前血糖：反映胰岛 B 细胞对晚餐后出现的血糖升高的控制能力；测睡前血糖主要是为了指导夜晚的用药剂量和夜间加餐，避免夜间出现低血糖。

4）凌晨 3 点血糖：凌晨 3 点的血糖值标准有两种情况区分：一种是晚餐后至凌晨 3 点中间间隔 8 小时没有进食，可视为餐前空腹，血糖值不低于 3.9 ~ 7.0mmol/L；如果晚餐后进食，那么 3 点的血糖值为 3.9 ~ 11.0mmol/L。其意义为：监测凌晨 3 点的血糖值是为了了解空腹高血糖的原因，查明到底是苏木杰反应还是黎明现象。如果是黎明现象，需要增加睡前药量；如果是苏木杰反应，则需要减少睡前药量。

5）糖化血红蛋白（4% ~ 6%）：糖化血红蛋白可以反映过去 3 个月患者的血糖整体情况。

总之，刚开始查出糖尿病时，测血糖的次数比较多，这样才能准确了解血糖升高的具体原因，调整用药剂量；之后待病情稳定后，就可以将测血糖的次数减少。

（2）血压监测：糖尿病患者患高血压的风险是正常人的 1.7 ~ 5 倍，高血压同时又是肾脏病变和视网膜病变的诱因之一，而大多数高血压患者没有明显症状，往往容易被忽视，直到出现严重的心脑血管损害。因此，糖尿病患者要强化血压控制，坚持每天监测血压，使血压控制在正常范围内。治疗的目标是一般糖尿病合并高血压患者的降压目标应低于 130/80mmHg；老年或者伴严重冠心病的糖尿病患者，可采取相对宽松的降压目标值。

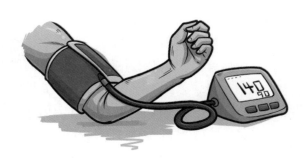

（3）坚持运动，控制体重：规律的运动可以增加肌肉对血糖的摄取和利用，从而有利于血糖的控制；同时，能加速脂肪的分解，改善血脂和血压；运动还可以消耗热量，减轻体重，改善患者的心肺功能，从而增强体质，改善精神状态，提高患者的生活质量和信心。

（4）自我感觉：当患者出现以下症状时，可能预示着病情的发展，需要及时就医。

1）心慌、胸闷、胸口疼、血压升高——心血管病变；

2）头痛、说话不清、手脚麻木——脑血管病变；

3）小腿疼、脚痛、脚肿——下肢血管病变；

4）视力下降、视物模糊、感到眼胀、眼有黑影——视网膜病变；

5）浮肿、夜尿增多、尿量减少——肾脏病变；

6）手脚麻木、疼痛、身上像小虫子爬——神经病变；

7）关节痛、脚后跟痛——骨关节病变。

上述自我监测结果可做记录，并注明检查日期，同时记录下自觉症状、每日进食量和热量、工作活动情况、有无低血糖反应的发生。这些都会为医生制定进一步的治疗方案提供重要的信息参考。

4. 糖友需掌握哪些运动技能

适当的运动可以使糖友减轻体重，改善心血管功能，增进适应性和劳动能力，提高生活质量和健康感，降低胰岛素抵抗，改善血脂水平。

糖友的运动强度以运动中感觉有点累或稍累为宜，即中等强度运动。注意：1型糖尿病患者应避免高强度和长时间的运动，2型糖尿病患者可以进行强度低、频度大和持续时间较长的运动，但都应坚持适合自己、适度运动的原则。

千步为尺：各种活动都可以折算为 1000 步的活动量，例如，拖地 8 分钟相当于中速步行 1000 步。

完成相当于一千步当量的各种活动所需时间

活动项目	千步当量时间/分钟	活动项目	千步当量时间/分钟
走路	10	排球	10
骑脚踏车	8	羽毛球	7
上下楼	8	乒乓球	8
爬山	8	高尔夫球	7
交际舞	10	网球	6
早操，工间操	9	篮球	5
健身操	7	跑步	4
集体舞	5	跳绳	4
太极拳	9	游泳	4
瑜伽	8	保龄球	10

注：千步当量：相当于以 4km/小时的速度步行 10 分钟（约一千步）的活动量。
千步当量时间：某项活动完成 1000 步当量所需要的时间。

不拘形式：累计日常生活、工作、出行和运动等各种形式的活动，根据自身状况达到 4000 步、7000 步或者 10000 步的活动量。

循序渐进：改变锻炼的活动量应给身体一个适应过程，逐渐增加强度和时间，避免造成意外伤害。

感觉用力：锻炼应该达到中等强度，这时感到心跳呼吸加快；用力，但不吃力；可以连续说话，但不能唱歌。

5. 糖友需掌握哪些饮食技能

我们常听到有糖友抱怨"这个不能吃，那个不能吃，我们还有什么乐趣呢"？其实，只要糖友在吃的时候记住一些原则，也能吃出美味与健康。具体就是掌握"两高四低一平衡"的饮食原则，即高碳水化合物、高纤维素；低盐、低糖、低脂肪、低胆固醇；平衡蛋白质。

（1）供给充足的蛋白质，以植物蛋白与动物蛋白之比为 2：1 最好，尤其是大豆蛋白要适当增加。

（2）多食含可溶性纤维的食物，在豆类、水果、海带、紫菜中含量高，摄入量为每日 22～32g，苹果、梨等尽量带皮食用，两餐间可进食生番茄。

（3）低盐饮食，每日摄入盐量为 6g 或以下，若合并有高血压者，每日摄入盐量要小于 3g。

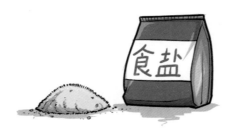

（4）低糖饮食，提倡吃粗制米、面、杂粮，不吃蔗糖、蜜糖、冰糖、蜂蜜以及各种糖果甜点心、饼干、冰激凌等。

（5）低脂肪、低胆固醇饮食，忌用脂肪高的食品，如肥肉、鸭、鹅等，尽量减少烹调用油。

（6）在不超过总热量摄入的前提下，提高碳水化合物的吸收比例，在65% 左右为宜。

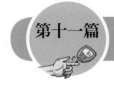

第十一篇 糖尿病的预防

　　李大姐今年 45 岁了，身高 1.56m，体重 73kg，平常特别爱笑，大家都亲切地称她为开心的胖大姐。可是，最近李大姐开心不起来了，原来她的哥哥前几天刚被诊断为糖尿病，她想到自己的父亲糖尿病史将近 20 年了，哥哥现在也被确诊为糖尿病，大家都说糖尿病有遗传倾向，而且肥胖者更容易得糖尿病，自己两个特征都具备，那下一个得糖尿病的人会不会自己呢？为了防患于未然，李大姐赶紧跑到社区卫生服务中心向负责慢病管理的医生了解糖尿病的预防知识……

1. 哪些人容易得糖尿病

　　据国际糖尿病联盟（IDF）报道，我国已成为糖尿病第一大国，患病人数已达 1.144 亿，其中 2 型糖尿病患者占 90%，糖耐量受损人数达 4.86 亿，也就是说我国半数成年人口已经成为"准糖人"，如果不采取干预措施，这些"准糖人"将很快发展成为"糖人"。面对如此惊人的数字，很多人都担心自己会得 2 型糖尿病。那么，到底哪些人容易得 2 型糖尿病呢？

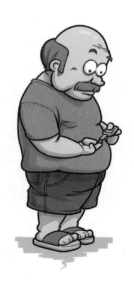

（1）年龄大于 40 岁：随着年龄的增长，糖尿病的患病率呈急剧增长的趋势，60～70 岁时达最高峰。不过，随着生活方式的改变，糖尿病人群年轻化趋势越来越明显，故此建议大家 35 岁以后需每年进行糖筛查，这对糖尿病的早期发现很重要。

（2）有家族史或遗传倾向：2 型糖尿病的患者 1/3 的后代表现为糖尿病或糖耐量异常；双亲患有 2 型糖尿病，估计其后代达 60 岁时，糖尿病发生率约为 50%，另有 12% 伴糖耐量减低；母亲患糖尿病的遗传倾向高于父亲；患糖尿病的父母所生子女，糖尿病的发生年龄早于无糖尿病的父母所生子女。

（3）有妊娠糖尿病史或巨大儿生产史的女性。

（4）有多囊卵巢综合征的女性。

（5）出生前宫内发育迟缓或早产。

（6）糖尿病前期：如果空腹血糖 > 6.1，或者餐后两小时血糖 > 7.8，但是没有达到糖尿病的诊断标准，称为"糖尿病前期"，这类人很可能变成新的糖尿病患者，因此"糖尿病前期"的人群是糖尿病预防的重点人群。

（7）患有代谢综合征：代谢综合征是指人体的蛋白质、脂肪、碳水化合物等物质发生代谢紊乱的病理状态，是一组复杂的代谢紊乱综合征。包括腹部肥胖或超重，脂代谢、血压、血糖等异常。

（8）超重、肥胖：超重或肥胖通常用 BMI 指数来衡量，超过 24 为超重，超过 28 为肥胖。

（9）抑郁症：糖尿病和抑郁症常常相伴出现，流行病学数据表明，至少有三分之一的糖尿病患者会出现相关抑郁障碍，而抑郁症患者发生糖尿病的风险会增加 37%。

（10）饮食热量摄入过高、体力活动减少者。

（11）服用可增加糖尿病发生风险的药物，如抗精神病、抗抑郁药物。

如果属于前 5 种情况，那么您可能终身都处于患 2 型糖尿病的风险中，但是不必过于恐慌，只要做好足够的预防措施，一样可以把糖尿病扼杀在摇篮里。如果属于后 6 种情况，那您只要改变生活方式，对症治疗相关疾病，远离这些危险因素的同时就可以远离糖尿病。此外，有上述任何一个及以上危险因素的人群最好定期筛查血糖，发现多尿、多饮、多食、消瘦等情况及时到内分泌科或糖尿病专科就诊。

2. 如何预防糖尿病

糖尿病是终身疾病，一旦确诊，不仅需要长期药物治疗，而且饮食受到严格控制，给生活带来众多困扰，严重影响生活质量，所以防比治更重要。我们如何才能预防自己得糖尿病呢？

（1）多学：在临床上，很多患者发病初期仅表现为疲劳、乏力、视物模糊、伤口久治不愈等非典型症状。当患者出现"三多一少"症状而就诊时，往往延误病情。所以，广大居民应该有自我健康管理意识，多主动了解有关糖尿病的基本知识和预防方法，尤其是高危人群更应该注重糖尿病知识的学习和利用，从源头上杜绝糖尿病的发生。

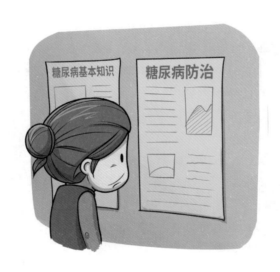

（2）少吃：俗话说病从口入，很多病都是吃出来的，糖尿病更是如此，所以管理好自己的饮食对预防糖尿病非常重要。那么如何管住自己的嘴巴呢？①坚持适度原则，每餐只吃七分饱，不能因为自己一时的口腹之欲而多吃一口；②坚持少盐、少油、少糖。专家建议健康成年人每日摄盐量不超过6g，油脂摄入量25～30g，摄糖量不超过50g，最好在25g以下；③避免高脂肪、高热量、高糖分饮食；④远离煎炸熏烤类、腌制类、汽水可乐类、方便类、罐头类、甜品等垃圾食品。

（3）多动：运动是遏制糖尿病发生的一大"功臣"，不仅可以"燃烧"脂肪，抑制餐后血糖升高，还可以减少糖代谢时胰岛素的消耗量。那怎样的运动方式最有效呢？其实，运动形式因人而异，无论是选择登山、骑自行车还是跑步，只要能达到一定的强度，能坚持都是很有效的运动。运动时间也可以因地制宜，忙碌的工作、家庭和生活让很多人抽不出时间来运动，我们可以见缝插针，充分利用时间碎片来运动。比如路程较近时，上下班可以用走路代替交通工具；白领还可以利用中间休息时间，做一套广播体操或"十分钟瑜伽"。

（4）睡眠安：如今我们的工作、生活压力越来越大，不少人连"好好睡"都觉得困难。睡眠不好或睡眠太少时，会促进糖皮质激素、肾上腺素等升糖激素分泌增加，还会引起胰岛素抵抗，使血糖升高，长此以往容易引发糖尿病。因此，为了身体健康，应该每天按时放下心中的烦恼和手中的工作，通过饮食、情志和运动等方式把身体调到最好的睡前状态，好好睡个安稳觉。

（5）心态好：不良情绪和精神因素也是 2 型糖尿病发生、发展的诱因，也就是说生气也能"气"出糖尿病，伤心也能"伤"出糖尿病。因此，大家应该保持一颗乐观、豁达的心，以淡然平和的心态面对人生各种困难，适当释放自己的压力，避免过度紧张、压抑，让自己有一个生活平淡但身体健康的人生。

3. 如何判断自己的胖瘦程度

众所周知，超重和肥胖是糖尿病的第一大"杀手"。长期超重和肥胖者，糖尿病发病率明显增高，可高达普通人群的 4 倍。所以充分认识超重和肥胖对健康的危害，制定科学减肥计划，实现合理减重非常重要。

（1）体重衡量方法：体重控制在多少合适呢？我们可以根据相关公式计算出数值后，对比标准得知自己的胖瘦程度。如果发现自己体重超标了，那就需要好好管理自己的体重了。

1）体重指数法（BMI）：这是国际上常用的衡量人体胖瘦程度的一个标准，但是运动员、正在做重量训练的人、怀孕或哺乳期妈妈、身体虚弱或久坐不动的老人不适合这种计算方法。公式：体重指数（BMI）＝体重（kg）/身高的平方（m²）。成人 BMI 数值的意义：18.5～23.9（属于正常），24～27.9（属于超重），28～32（属于肥胖），＞ 32（属于重度肥胖）。如，某人体重 60kg，身高 155cm，BMI＝ $60 \div 1.55^2 = 26.7$，对比标准，这个人属于超胖范畴，需要减肥了。

2）称重法：此方法简单易行，标准体重（kg）= 身高（cm）- 105。若实际称得的体重在"标准体重"的 ±10% 的范围内，即体重正常；超过标准体重 10% ~ 20% 为超重；超过标准体重 20% 为肥胖。

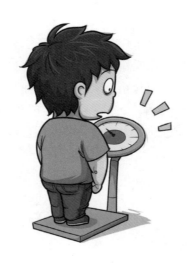

3）腰臀围比值法：用于测试成年人体形是否符合正常比例。腰臀比 = 腰围（cm）÷ 臀围（cm）。如果男性腰臀比大于 0.9，女性大于 0.8，可以判断为向心型肥胖。向心型肥胖是糖尿病发生的高危因素，所以防守腰围这道防线，是预防糖尿病的重要手段。

（2）进行有效减重：肥胖与否的关键在于我们摄入能量的总量和通过运动消耗的能量总量是否平衡。要想保持体重，摄入能量的总量和运动消耗的总量要大致相当，而要想减重，就必须减少能量的摄入和增加运动消耗量。健康的肥胖人群，只要做好体重管理计划，减少热量摄入，增加能量消耗，体重自然会慢慢减下来。

4. 如何"正确"走路

世界卫生组织指出："走路、步行是世界上最好的运动。"据报道，每走一步，可以牵动全身 95% 的肌肉，不仅能强心肺，改善血液循环，还可以促进新陈代谢，消耗血中的葡萄糖，加强对葡萄糖的利用，使血糖保持在正常范围内。走路还可以提升机体对胰岛素的敏感性，减轻胰岛素抵抗。走路还是一个经济、便捷的运动，不需要特定时间和场所，也不需要专门的器材。

走路的好处这么多，但这得有一个前提，那就是得"会走路"。而健步走是一项以促进身心健康为目的，讲究姿势、速度和时间的一项步行运动，速度和运动量介于散步和竞走之间。

（1）健步走的姿势：在自然行走的基础上，躯干伸直，收腹、抬头、挺胸，肘关节自然弯曲，以肩关节为轴前后摆臂，摆臂随走路速度的加快而加快；腿向前迈，脚跟先着地，过渡到前脚掌，然后推离地面；上下肢应协调运动，并配合深而均匀的呼吸。

（2）速度管理：健步走要遵循"热身 - 加速 - 整理"的原则。慢速起步，前 5 分钟以散步的速度进行，然后逐渐加速，像是"赶着上班打卡时走路的速度"，提高到"上班还有 5 分钟迟到的步行速度"。结束前 5 ~ 10 分钟慢慢降速，让身体逐步平缓下来。最后停下，做做拉伸动作。

（3）时间把握：研究发现，每天健步走 1 小时，可以降低糖尿病 50% 的发病概率。可很多人会说自己每天已经为工作、家庭的事情忙得团团转，连运动的时间都没有，何况是 1 小时。没关系，我们可以充分利用时间碎片，比如上下班时间、上街买菜时间、中午休息时间，只要达到足够的运动量，都是有效的。

（4）注意事项：健步走时，建议大家选择舒适的运动衣、运动鞋；切忌空腹进行，也要避免饭后立刻运动；如果可以选择，尽量选择那些安静、舒适的自然环境，因为大自然氧气充足，是最适宜的运动场所；平时运动少、身体状况较差的朋友，健步走可以先从 15 分钟、30 分钟开始，循序渐进，慢慢增加自己的运动量。

5. 为何要告别睡眠坏习惯

睡眠与吃饭一样，是每个人生命中重要的一部分。可如今失眠、睡眠不足成了困扰当代人的一大难题，睡眠也与糖尿病有了千丝万缕的关系。

（1）睡眠不足：研究发现，与没有睡眠问题的研究对象相比，有睡眠障碍的研究对象出现胰岛素抵抗的风险竟然高出 82%。这是因为睡眠不足容易导致胰岛素敏感性下降。原来，人的胰岛素敏感性不是一成不变的，而是跟前一晚的睡眠量密切相关，睡眠时间越少，胰岛素的敏感性越低，发生胰岛素抵抗的可能性越大。也就是说，如果长期睡不好觉，那就要小心糖尿病的"骚扰"了。

（2）睡眠过多：不少人认为，既然睡眠不足容易诱发糖尿病，那我睡多点，是不是对血糖有稳定效果？其实，恰恰相反，睡眠过多一样容易诱发糖尿病。有研究表明，成人如果睡眠时间超过 8 小时，患糖尿病的风险则会增加 3 倍多。也就是说睡眠时间过多同样容易诱发糖尿病。

成人睡觉时间控制在 6 ~ 8 小时为宜，7 个半小时左右的睡眠最佳。考虑到个体差异，我们应该根据自己的身体情况进行判断，以第二天感觉精力充沛，无疲劳感最为适宜。

（3）睡眠无规律：现如今，常规的生活作息习惯已经被打破，一方面，激烈的竞争、繁重的工作压力让不少都市白领不得不加班熬夜；另一方面，网络时代的到来使得这些人热衷于熬夜。平日严重的睡眠不足怎么办呢？很多人认为在周末酣畅淋漓地补觉就可以了。殊不知，这种毫无规律的作息方式正在逐渐蚕食着您的健康，一旦身体功能下降，各种代谢紊乱就会接踵而来，其中也包括糖尿病。为了还自己一个健康的体魄，大家还是要改掉熬夜的坏习惯，养成早睡早起、规律睡眠的习惯。

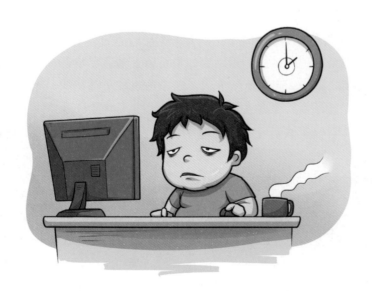

6.　不良情绪会诱发糖尿病吗

张大姐和丈夫在同一个高校上班，她是一个很爱面子的女性，不断要求自己的丈夫去争取领导岗位，对自己的女儿也要求极严格。可惜事与愿违，张大姐的老公只喜欢搞科研，很反感做官，而女儿的成绩也一直在中游徘徊，为此争吵成了家常便饭，张大姐心情也异常沮丧、失落。就在几个月前，张大姐因女儿高考只考了二本分数线，非常生气，觉得很没面子，整天拿女儿的事和丈夫吵架。张大姐吵完架后虽然心情不好，但胃口非但没有变坏，反而变得惊人，并且伴有多饮、多尿的情况。张大姐觉得有点不对劲，赶紧到医院检查，检查结果显示张大姐患上了 2 型糖尿病。张大姐听到这个结果后很纳闷："我家族既没有人患糖尿病，我自己也一直注意饮食和运动，怎么就得糖尿病？"医生了解情况后，告诉张大姐，这个糖尿病很可能跟她的不良情绪有关，张大姐听了更是愕然。

相信很多人跟张大姐有同样的疑问，糖尿病还跟心情有关？是的，心情与血糖并非风马牛不相及的事情，持续性的紧张、焦虑、抑郁等不良心理状态不仅会影响血糖，还与糖尿病的发生、发展及预后密切相关。研究发现，当一个人处于消极情绪时，交感神经异常兴奋，会促使大量儿茶酚胺物质分泌，这些物质抑制胰岛素的分泌，使血糖居高不下，久而久之引起糖尿病的发生、发展。

不是所有人都会因不良情绪诱发糖尿病，不良情绪对胰岛素分泌的影响，对中老年人更为明显；此外，也不是一般的不良情绪就能导致糖尿病，只有这种情绪反复、持久作用于机体时，才有可能诱发糖尿病。

7.　哪三种消极情绪最要不得

（1）愤怒：愤怒是一种很伤身的行为。一个人怒气十分钟所耗掉的精力等于跑步三公里，人在愤怒时还会引发激素分泌紊乱，导致内分泌功能失调，日积月累，容易诱发糖尿病。

（2）妒忌：妒忌是一种痛苦难堪的情绪反应。它蕴含着怨恨、愤怒、沮丧、羡慕和力所不及等多种情绪。它能使皮质激素、去甲肾上腺素等激素分泌增加，还能导致人体免疫功能紊乱，抗病能力减弱，从而使糖尿病发生率大大增加。

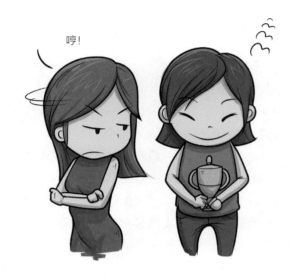

（3）抑郁：近年来，患抑郁症或有抑郁倾向的人数在不断增加，因抑郁诱发的糖尿病病例也在逐年增加。有研究显示，抑郁症患者发生糖尿病的风险会增加37%。因此，正确看待各种压力，积极面对生活，不仅让我们的生活更美好，还会远离疾病的困扰。

8. 孕期如何避免做"糖妈妈"

很多人会认为，怀孕期间，为了宝宝健康发育，能吃尽量吃，能不动尽量少动。殊不知，这样做给妊娠糖尿病的发生创造了条件。据报道，妊娠糖尿病的发病率高达9%，且有明显上升的趋势。虽然妊娠糖尿病主要与妊娠期身体激素大幅度增加密切相关，但与孕妈妈体重、饮食也有一定关系。为孕育出健康可爱的宝宝，孕妈妈应该积极做好孕期保健，管理好自己的体重和饮食，拒绝做"糖妈妈"。

（1）加强孕前运动：与怀孕前很少运动的女性相比，在孕前4～6个月积极参加体育活动的女性发生妊娠糖尿病的危险性要低26%。与缓慢散步的女性相比，正常和快速散步的女性发生妊娠糖尿病的相对风险降低70%。因此，有计划怀孕的女性，尤其是存在糖尿病高危因素的女性应尽早制定锻炼计划，根据自己的时间和兴趣选择具有一定强度的运动项目，将母体功能调到最佳状态，降低患上妊娠糖尿病的风险。

（2）做好体重管理：为了宝宝和自己的健康，孕妈妈应该通过体重管理，使整个孕期的体重增长控制在合适范围内。首先，了解孕期体重增长目标。以孕前体重指数（BMI）为指导，孕前 BMI < 18.5，体重增长总量应在 12.8 ~ 18kg；18.5 < 孕前 BMI < 24.9，体重增长总量应在 11.5 ~ 16kg；25 < 孕前 BMI < 29.9，体重增长总量应该控制在 7 ~ 11.5kg。其次，了解不同孕期的体重增长目标。中国营养学会建议：孕中期开始，正常体重的孕妇以每周增加 0.4kg 为宜，而超重孕妇每周增加 0.3kg 为合适。最后，做好体重监测。每周定时称体重，根据增重情况及时调整饮食和运动方案。

（3）科学补充营养：孕期充足的营养可促进宝宝健康发育，但这并不意味着孕妈妈吃得越多，宝宝就吸收得越多，宝宝只是吸收他自己生长发育所需要的能量和营养成分，过多的能量和营养则转化为孕妇的脂肪在体内囤积起来。所以只有了解宝宝在各阶段生长发育所需，正确补充营养，才能保证宝宝和孕妈妈的健康。总的来说，整个孕期要营养均衡，能量充足，增加优质蛋白质，适当补充钙、铁、叶酸、DHA 等营养素。至于具体的能量和营养要求，建议孕妈妈最好咨询营养师或孕期保健师。

（4）孕期适当锻炼：在怀孕期间，根据自己的身体状况进行适当的锻炼，对孕妇和宝宝都是非常有利的，如散步、游泳、瑜伽、孕期操都是很适合孕妈妈的运动。值得注意的是，孕妇在选择运动项目时不能光从自己的兴趣、爱好出发，还应该考虑到活动的强度对胎儿的影响，尤其在孕早期和孕晚期，应严禁做激烈的、运动量大的运动，以免引起流产和早产。

9. 糖尿病预防应从小抓起

随着生活水平的提高，儿童和青少年的营养越来越丰富，不少儿童和青少年患上 2 型糖尿病，或迈入"准糖尿病患者"的队伍。虽然儿童患 2 型糖尿病的发病机制尚未明了，但可以肯定的是跟肥胖和营养过剩关系密切。家长必须高度重视小孩肥胖问题，科学营养，把预防和控制肥胖这个任务贯穿在小孩的整个成长周期。

（1）抓住体重增长的关键期：出生后 1 岁、3 ~ 4 岁、11 ~ 14 岁这三个阶段是孩子脂肪细胞生长积累的关键时期，家长们应该在这三个阶段密切关注小孩体重，合理营养，加强运动，避免小孩在这些阶段能量过剩，体重增长过速，形成肥胖。

（2）把握孩子成长过程中各个时期的饮食要求：①预防从胎儿时期开始：胎儿体重除了跟遗传、性别有关外，还跟孕妈妈的生活、饮食习惯密切相关，为防止胎儿过大，孕妈妈必须科学饮食、合理运动，避免营养过度和体重增加过快；②婴儿时期科学喂养：这个时期的关键是坚持母乳喂养 4 个月以上，避免太早添加辅食，尤其是固体食物；③学龄前儿童要培养良好饮食习惯：学龄前儿童开始独立进食，在这个时期要培养他们规律的就餐习惯，多吃新鲜蔬菜、水果、鱼类和杂粮，少吃油炸食品、蜜饯食品、饮料；④学龄儿童和青春少年期要培养饮食自我控制力：这个时期，小孩的自我意识和自我控制能力逐渐形成，加强营养教育十分重要，宣传营养知识，引导他们选择健康的食物。

多吃
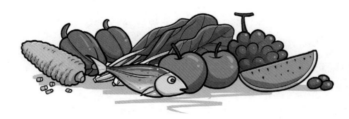

少吃
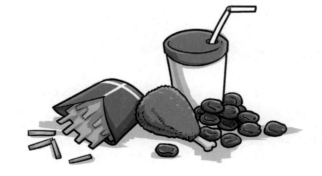

（3）从小培养运动的习惯：要培养孩子热爱运动的习惯，避免长期呆在家里看电视、玩手机。家长们可以帮助小孩选择一项他喜欢的、能坚持的运

动，如羽毛球、乒乓球、轮滑等项目进行学习，还可以利用周末全家人一起爬山、骑自行车、跑步等，让小孩充分体会运动带来的快乐，进而形成运动的习惯。

（4）合理减肥：对已经肥胖或潜在肥胖的儿童采取恰当的措施减肥。可以通过饮食调整、运动处方、行为改善等干预措施进行减肥，但千万不能通过药物、禁食、手术等方法进行减肥。

（5）定期体检：父母要多关注和掌握小孩的健康状况，对于有肥胖尤其是糖尿病家族遗传倾向的高危小孩，要定期给他们监测血糖、尿糖，力争早发现、早诊断、早治疗。

10. 什么是糖尿病的三级预防网

糖尿病的三级预防是指根据糖尿病发病前期、发病期和发病后期三个不同发病阶段，采取积极对应措施，阻止糖尿病的发生、发展或恶化。只要三道"防线"构筑及时、布设合理，我们就能有效预防、减轻糖尿病对不同人群的伤害。

（1）第一级预防网：又叫病因预防，目标是纠正可控制的糖尿病危险因素，降低糖尿病发病率。具体实施措施包括：①加强糖尿病知识的宣传教育，提高居民对糖尿病的发生、发展以及各种并发症危害的认识；②帮助居民建立健康的生活方式，包括合理饮食、适量运动、戒烟限酒、心理平衡等。这道防线的主力军包括社区居委会和社区卫生服务中心。

（2）第二级防护网：又叫"三早"预防，即早发现、早诊断、早治疗，目标是提高糖尿病的检出率，稳定血糖，防止或延缓病情的发展。具体实施措施包括：①通过普查、筛检、体检、高危人群重点项目检查等措施，尽早发现和诊断糖尿病；②引导糖尿病患者形成正确的饮食和生活习惯，为他们制定合适的治疗方案；③定期指导患者进行并发症筛查。这道防线的主力军是糖尿病专科医生。

（3）第三级预防网：主要包括对症治疗和康复治疗，目标是减少糖尿病的残疾率和死亡率，提高患者生命质量。具体实施措施包括：①积极对症治疗，终止或逆转慢性并发症的发生、发展，防止并发症和伤残发生；②对已丧失劳动力或残疾者进行积极康复治疗，促进其身心方面早日康复，争取做到病而不残或残而不废，提高患者的生活质量。这道防线的主力军是全社会，包括政府、社会各界、医院、家庭、患者，多方联手共同抗击糖尿病。

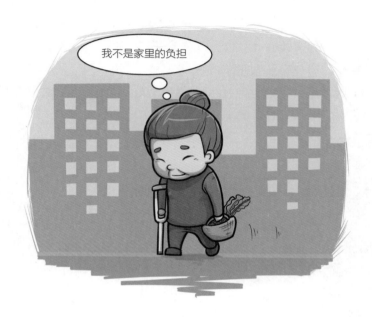